La dieta dei pasti sostitutivi
*perdi peso con ricette facili,
veloci e fai da te*

Titolo: *La dieta dei pasti sostitutivi*
Prima uscita: giugno 2018

Autore: www.dcomedieta.com

Avvertenze

Il presente libro contiene una serie di consigli alimentari per dimagrire, ma attenzione.
È sempre meglio rivolgersi a un nutrizionista (medico o biologo), a un dietista o a un dietologo se si vuole cominciare un programma dietetico personalizzato, e in generale, è sempre bene consultare il proprio medico prima di cambiare alimentazione, mettersi a dieta, ridurre le calorie. I consigli alimentari qui presenti sono infatti generici, e non possono in nessun caso sostituire il parere di un medico.

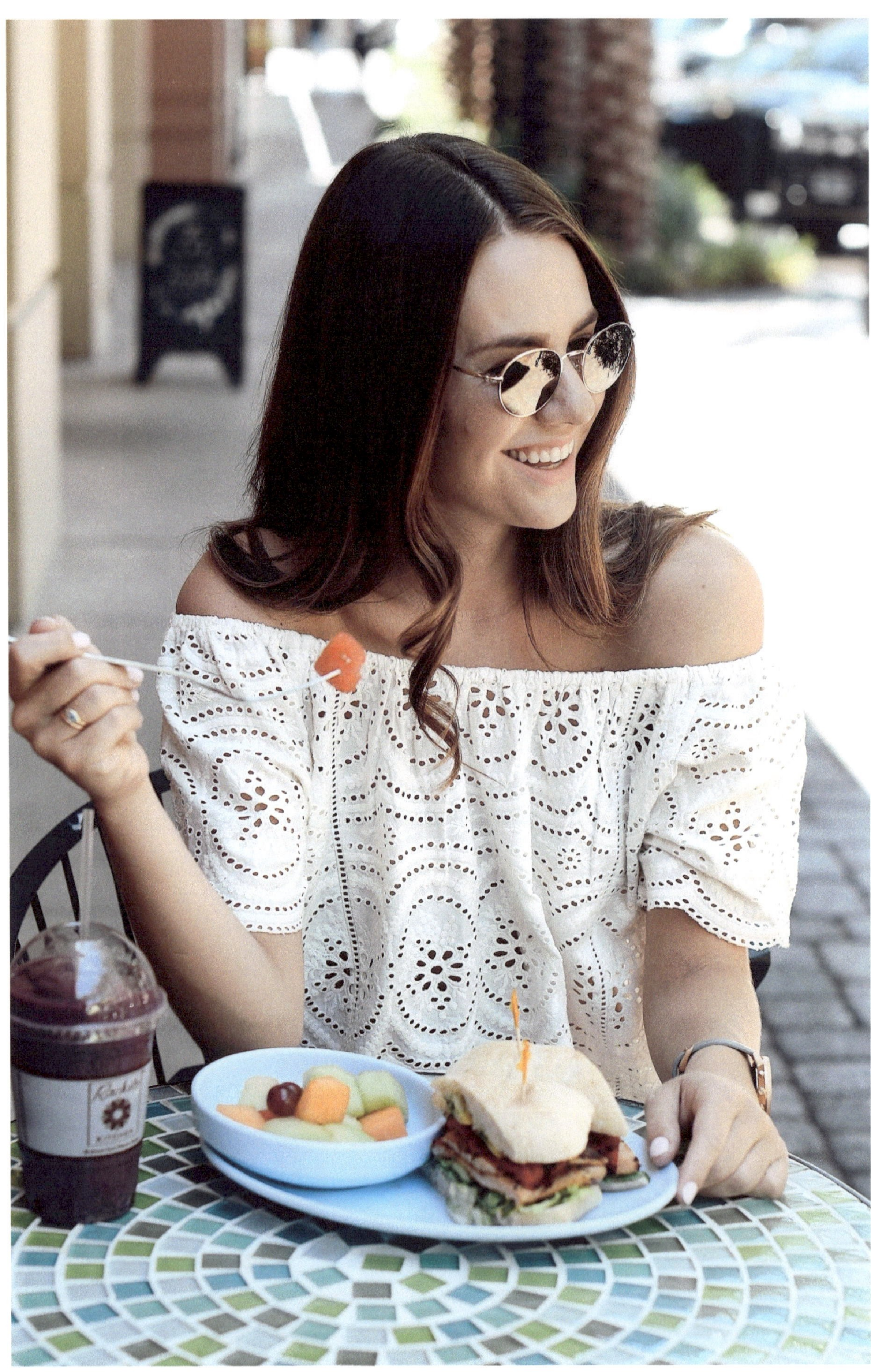

Capitolo 1

Cosa sono i pasti sostitutivi? E funzionano?

I pasti sostitutivi, ovvero tutti quei prodotti che sostituiscono un pasto (pranzo, cena) o addirittura due (colazione più pranzo o cena) funzionano per dimagrire? La risposta è sì. Moltissime persone usano i pasti sostitutivi per dimagrire di pochi o molti chili, cosa che ha dato vita a un incredibile business da parte di aziende più o meno famose, nonché alla nascita di "coach del benessere" che altro non sono che venditori per conto di queste stesse aziende.

Qual è il motivo per cui i pasti sostitutivi funzionano?

La risposta è semplice. Un pasto sostitutivo è un pasto **notevolmente ipocalorico**, che in genere non supera le 250 calorie. Se ne usiamo due, per esempio un frullato a colazione e uno a pranzo, o una barretta, o una crema salata, in due pasti avremo totalizzato un massimo di 400-500 calorie in oltre metà della giornata. Il che permette a molti di poter fare un terzo pasto normocalorico con un primo e un secondo piatto, ed essere comunque in deficit, cioè avere fatto una dieta da 1200-1300 calorie giornaliere che consenta loro di dimagrire.

I pasti sostitutivi devono la loro fortuna al fatto di essere, quindi, ipocalorici, e di avere spesso pochi carboidrati e più proteine, tenendo conto che le persone poi tra frutta e un piatto di pasta tenderanno comunque a mangiare altre fonti di carboidrati nel corso della giornata. Inoltre, una maggiore quota di proteine rispetto ai carboidrati fanno di questi pasti *un'opzione saziante* e le aziende si sfidano a colpi di *palatabilità*, oltre che di marketing. Che cos'è **la palatabilità?** Ti propongono un prodotto facile da consumare ma anche *gradevole alla vista e al palato*. Hai tanti gusti e opzioni per potere scegliere e finisci persino per diventarne **dipendente.**

Qual è il motivo per cui hanno successo?

La risposta a questa domanda è *un po' più complicata:* se si basano solo sul fatto di essere ipocalorici e un po' più proteici, perché hanno tanto successo? Primo perché, come abbiamo visto, sono *gradevoli:* oggi rispetto al passato l'offerta per il consumatore si è allargata a biscotti, vellutate salate, piatti di pasta liofilizzata, omelette. Secondo perché i pasti sostitutivi confezionati sono *comodi*. Ti porti una barretta per il pranzo in ufficio e sei a posto. Metti l'acqua calda in un pentolino, ci aggiungi una bustina e hai la tua minestra *facile e veloce*. Terzo, perché il passaparola funziona: non solo i vari "coach del benessere" che li vendono sono stati a loro volta dei clienti, ma poi sulle loro pagine di facebook o instagram postano le foto dei risultati dei loro clienti (a volte no: a volte sono foto rubate in rete o di altri iscritti al programma dell'azienda), e quindi molte persone sono spinte a credere che acquistare dei pasti sostitutivi **possa essere la soluzione definitiva al loro sovrappeso.**

Spesso, invece, **non lo è.** Ma nessuno ti verrà a parlare di chi ha rimesso su peso, di chi ha comunque penato lo stesso per dimagrire e pur seguendo il piano non solo è dimagrito poco, ma soprattutto tra fame nervosa e difficoltà a capire come funziona il dimagrimento, cosa fare per mantenersi nel pasto libero eccetera, ha speso molti soldi senza averne dei reali vantaggi. Nessuno te ne parlerà perché è appunto un business, e vengono rilanciati solo i casi di successo. D'altra parte, oltre ai coach, troverai volti celebri, influencer e blogger che ti spingono a provarli.

Primo problema dei pasti sostitutivi: il costo

I pasti sostitutivi confezionati hanno dei limiti. Innanzitutto **costano**, perché ne devi comprare due al giorno per almeno un mese o anche più. Questo per non parlare di tutti i prodotti aggiuntivi che ti vengono venduti, come integratori di sali minerali e vitamine, bevande detox eccetera, per cui la spesa aumenta. E, tenendo conto che non saranno l'unica voce di spesa per tutta la nostra alimentazione, **in un mese questa spesa si aggiunge a quella che già facciamo.** Con quello che spendi per i pasti sostitutivi potresti pagarti **un mese di palestra**, o pagarti alimenti di maggiore qualità per il tuo benessere, per esempio frutta, verdura, noci, carne di allevamenti locali o biologici, pesce fresco e di giornata. Le aziende di maggiore successo **puntano a fidelizzarsi il cliente**: dopo il pacchetto di dimagrimento ce n'è uno di mantenimento, poi occasionali "cure detox" da seguire. I clienti dei pasti sostitutivi li usano ogni volta che vogliono dimagrire *di nuovo*. Ma **già il fatto stesso che dopo la dieta hanno ripreso peso** significa che i pasti sostitutivi, sul lungo termine, non hanno funzionato.

Secondo problema: gli ingredienti

Il secondo grosso limite è **nella lista degli ingredienti.** Spesso i pasti sostitutivi vengono pubblicizzati come *alimenti completi*, ma pochi vanno a guardare la lista di ingredienti per capire se sono salutari oppure no.

Qui di sotto ti incollo due liste di ingredienti di due pasti sostitutivi di notissime aziende leader di questo mercato. Ometto giusto qualche ingrediente perché non siano riconoscibili, questo significa che la lista **è più lunga di quella che ti sto dando.**

Shake alla vaniglia di nota azienda:
Proteine vegetali (la prima voce in elenco è la **soia**), **zucchero**, **fibre** (tra cui crusche e pectine, ce ne sono *sei* elencate), **addensanti** (cioè varie "gomme", ce ne sono *quattro* elencate), **lecitina di soia**, **zucchero dalla frutta** (dunque **fruttosio** *che si aggiunge allo zucchero già presente*), **aromi** (artificiali), **olio di semi** (che possono essere di soia, di girasole, di cardamo, qui sono due elencati), vitamine (**di sintesi**, cioè non naturali, lista lunghissima), **diossido di silicio** (è un antiagglomerante usato come additivo), sale, mix di polveri naturali da fonti vegetali. Calorie: 230

Barretta ricoperta di cioccolato:
Sciroppo di fruttosio, proteine del latte (mix tra proteine del siero di latte e caseine)**,** copertura di cioccolato **con lecitina di soia e aroma artificiale di vaniglia,** vitamine e sali minerali **di sintesi** (elenco lunghissimo), **cereali soffiati**, **aroma artificiale**, acido citrico e ossido di magnesio, latte. Calorie: 140

Adesso vediamo questa ricetta:
Farina di frumento, **margarina vegetale** con olio di semi (cocco, girasole, cartamo e burro di cacao), uova fresche, **zucchero**, lievito madre, acqua, burro, **emulsionanti**, lievito, **aromi artificiali**, latte, tuorlo d'uovo, sale e **olio di girasole.** La lista degli ingredienti qui è precisa. Calorie: 167

Come si può capire dalle parole selezionate in grassetto, e considerando che l'ultima ricetta è quella di una *merendina* di una nota azienda, i pasti sostitutivi hanno in comune alla merendina l'uso di **aromi artificiali, grassi misti da fonti vegetali, emulsionanti e altri additivi, zucchero**. Cambia l'uso delle proteine a sostituire la comune farina, e l'aggiunta di vitamine e sali minerali di sintesi.

Tra shake e barretta troviamo anche la lecitina di soia. Considerando questi ingredienti, e considerando che ho selezionato due marche leader nel mercato, quanto possiamo parlare di *alimenti completi e di qualità?*

Nel caso dello shake, le proteine della soia, che non solo isolate (le isolate hanno una maggiore assimilabilità proteica, ma per la soia ne esistono poche sul mercato a ridotto contenuto di fitoestrogeni), unite alla lecitina, sono sostanze controindicate in chi è allergico e in chi ha problemi di tiroide poco attiva e, data la presenza di fitoestrogeni, vanno prese con precauzione per non superare la quota giornaliera raccomandata. Crusche e pectine non sono tollerate da tutti e in particolare le crusche contengono, come i cereali e i legumi e molti vegetali, delle sostanze definite "antinutrienti" che in molti soggetti causano problemi di intestino permeabile e gonfiore, e il peggio è che alle crusche si aggiungono le fibre insolubili delle gomme (di guar, per esempio) o fibre come l'inulina, che danno sensibilità ai soggetti con problemi di fermentazione intestinale.

Nel caso della barretta, il mix di proteine del latte e caseine, sempre non isolate, possono dare problemi allergici e intestinali, perché soprattutto le caseine sono proteine di difficile digestione se concentrate (il che è molto diverso da mangiarsi un pezzetto di formaggio!) e quelle in polvere provocano spesso gonfiore e flatulenza nei soggetti non abituati a questo tipo di prodotti. Non è un caso che gli sportivi che fanno integrazione con questi prodotti preferiscono prendere le caseine di sera, e le proteine del siero del latte durante il giorno. Le vitamine e i sali minerali contenuti nei pasti sostitutivi sembrano essere quasi tutte di sintesi. Così come artificiali sono gli aromi.

C'è zucchero in entrambi i pasti sostitutivi. E gli olii di semi? Spesso contengono alte concetrazioni di acidi grassi omega6, che nella dieta occidentale abbondano a scapito degli omega3, con conseguenti problemi infiammatori, metabolici e cardiovascolari. Tra i mix di olii dei pasti sostitutivi e una margarina da supermercato spesso non c'è molta differenza.

Tenendo presente **che in genere si utilizzano almeno due pasti sostitutivi al giorno**, raddoppiamo gli effetti che possono avere sulla nostra salute i fitoestrogeni e altri allergeni, le crusche, le gomme, l'eccesso di polinsaturi omega6, a cui si aggiunge lo zucchero sotto forma di sciroppo oltre quello che assumeremo nel resto della giornata. Per non parlare di vitamine e sali minerali artificiali, che secondo recenti studi scientifici farebbero più male che bene. Da un lato si rischia il sovraddosaggio, dall'altro, questi composti sintetici sono stati collegati a un maggior rischio di malattie, tra cui quelle cardiovascolari e autoimmuni. Il fabbisogno di vitamine e sali minerali da integrare va sempre discusso con un medico in caso se ne denoti carenza, e la scelta migliore è quella di integratori naturali al cento per cento: attualmente esistono multivitaminici e integratori di sali minerali di origine naturale e biologica, ma certo non sono questi usati dalle aziende. Inoltre, sapere qual è il dosaggio corretto è essenziale e questo dosaggio va tarato in base all'età, al sesso e allo stile di vita.

Terzo problema: il fattore "cliente"
Ma c'è un altro grosso terzo limite ai pasti sostitutivi in commercio. **Che non ti insegnano nulla.** E davvero questo è il loro limite più grave, il motivo per cui molte persone che li usano dimagriscono per poi riprendere il peso perso. In alcuni casi il piano dietetico fornito (se e

quando viene fornito) ha calorie troppo basse per alcune persone, perché non è davvero personalizzato sulle loro esigenze, e un deficit calorico troppo alto rischia di rallentare il loro metabolismo. Inoltre, spesso al cliente viene proposto un pacchetto comprensivo di sostanze bruciagrassi, integratori in bustina, pillole. Al momento, sono numerosi i casi di intossicazione epatica e altri disturbi associati a questi prodotti. Il cliente ovviamente non sa nulla di tutto questo, né è interesse dell'azienda che vende sottolineare le precauzioni quando si tratta di far comprare un programma.

A dispetto di tutti gli addensanti, i pasti sostitutivi sono sazianti per pochi, perché i pasti liquidi non danno lo stesso senso di sazietà di quelli solidi. Questo non significa che uno shake non sia saziante, ma che molti shake in commercio, appena densi, non lo siano in modo adeguato. In uno studio recente si è visto che dopo un anno dal dimagrimento ottenuto con i pasti sostitutivi "standard" , le persone tornavano ad accumulare grasso corporeo, ed è solo con una grande attenzione al piano dietetico di mantenimento e all'attività fisica che questo problema non si verificava.
Ma, nel momento in cui la persona che ha usato i pasti sostitutivi **deve fare da sola**, perché non vuole o può più pagare, perché è stanca di mangiare prodotti in bustina, perché ritiene di essere dimagrita abbastanza, torna il problema **di non sapere come fare a nutrirsi correttamente**, e il rischio di riprendere il peso in questo caso è alto.

C'è qualcosa di buono nell'uso dei pasti sostitutivi: sono pratici, in alcuni studi si è visto che fanno dimagrire un po' di più di una dieta ipocalorica standard, in altri studi si è visto che le persone, sollevate dalla preoccupazione di doversi preparare i pasti, si regolavano meglio con i pasti sostitutivi che con i pasti tradizionali. Scopo di questo libro non è demonizzarli: come i lettori di Dcomedieta sanno, non amo demonizzare i cibi, neanche quelli industriali, e ritengo che ognuno, se adulto e in buona salute, debba regolarsi come meglio crede quando vuole perdere peso, sebbene la scelta migliore è sempre quella che tutela la nostra salute. Ovvero indirizzarsi a un nutrizionista che sia medico o biologo, o a un dietologo. In caso di obesità, poi, la scelta del dietologo è l'unica possibile secondo la legge: questo perché l'obesità è considerata una malattia, dunque l'obeso va considerato un paziente.

Restano però due problemi: il fattore qualità e il fattore costo. Due cose che secondo me non vanno sottovalutate, oltre al fatto che esiste, c'è, la possibilità di essere indipendenti dai prodotti acquistati, e di farlo in modo naturale, personalizzabile e senza conseguenze per la salute. Una volta capito come crearsi delle ricette sane e fai da te di pasti sostitutivi, possiamo ricorrere a queste ricette in base alle nostre esigenze di perdita di peso.

I pasti sostitutivi che ti propongo in questo libro hanno infatti dalle **150 alle 230 calorie**, sono veloci da preparare (ti basterà avere in casa un frullatore) e possono essere fatti con gli ingredienti che trovi sotto casa. Le ricette comprendono delle versioni vegan.

Saprai cosa mangiare nel pasto libero, come capire qual è il tuo giusto deficit, quali sono gli errori tipici che chi usa i pasti sostitutivi fa quando dice di non riuscire a dimagrire, e avrai dei piani personalizzabili in base alle tue esigenze.
Di più, se non hai voglia di uno shake, *saprai che pasti mangiare in alternativa.*
Tutte cose veloci e pratiche.
In questo modo anche quando sei in viaggio potrai sapere che un certo pranzo *equivale* a un pasto sostitutivo. Inoltre, sono ricette senza zucchero e a basso indice glicemico.

Con queste ricette potrai insomma applicare la stessa logIca del pasto sostitutivo, ma con ingredienti più genuini e reparibili anche al supermercato, e alcuni consigli per chi ha problemi di digestione e pancia gonfia.

Avrai a disposizione ricette di shake dolci, ricette di creme di verdure, ricette di pasti salati sostitutivi, ricette di dolci e barrette fatte in casa a prova di cuoco principiante e ricette di tisane e acque detox senza calorie che possono aiutarti a depurarti già dal mattino.

Inoltre scoprirai come settare il tuo piano di dimagrimento, i consigli di attività fisica facile se non hai tempo di andare in palestra, e le alternative di pasti solidi nel piano di mantenimento. Direi di cominciare! :)

Capitolo 2

Come dimagrire con i pasti sostitutivi, e il successivo mantenimento: crea il tuo piano personalizzato.

Uno dei difetti dei principali programmi dimagranti che trovi in rete è che le calorie settate spesso non superano le mille, mille e duecento calorie. Questo fabbisogno può andare bene **se sei una donna sedentaria, di bassa statura e magari hai superato i 40 anni di età**. Se non rientri in questi parametri, la dieta risulta troppo drastica. Ho fatto per anni questo errore: *mangio meno e dimagrisco di più*. Provo a bruciare più calorie possibili durante il giorno.

Risultato? Il mio corpo già dopo due settimane non era né magro né tonico, ma appariva svuotato. Era impossibile allenarsi, ero stanchissima e avevo fame di qualsiasi cosa, anche di cibi che in genere non desidero. Nella mia vita ho avuto per due volte problemi di amenorrea (mancanza del ciclo mestruale): in entrambi i casi, facevo una dieta da mille o mille e duecento calorie al massimo. All'epoca **non capivo in cosa stessi sbagliando**. Oggi so che il mio metabolismo totale è di circa 1900-2000 calorie, nonostante sia sedentaria e non molto alta. Ma quando facevo queste diete drastiche, anche arrivare a 1300 o a 1400 calorie dopo essere dimagrita significava **automaticamente ingrassare**.

Pensavo di avere un problema, di essere malata, che qualcosa non andasse in me. Ogni volta che provavo a mangiare anche poco di più, mettevo su peso. Quando tornavo a mangiare molto meno, dimagrivo, ma i risultati erano sempre meno incoraggianti. Cosa era successo? Con il tempo avevo abbassato il mio metabolismo. Il mio corpo era incapace di sostenere una dieta da sole 1500 calorie, nella mia testa arrivare a quel numero avrebbe significato mangiare come una persona normale. Oggi, se arrivassi a quel numero, **mi considererei a dieta rigida**. Cosa è cambiato? Ho studiato, e ho capito che mettere alla fame il mio corpo era un gioco al massacro con me stessa. Credimi, non è stato semplice uscirne. Per questo motivo ti chiedo di non fare il mio stesso errore e provare a personalizzare il tuo piano dimagrante con queste semplicissime formule, prima di sperimentare le ricette.

Ovviamente, se hai molti chili da perdere, il primo consiglio saggio che ti do è di lasciar perdere il fai da te e affidarti a un nutrizionista o a un dietologo. Ma anche se devi perdere solo tre o cinque chili, parla con il tuo medico curante per sapere quali rischi ci sono per la salute se provi a fare da solo e prospettagli sempre il piano che vuoi fare.

Evita inoltre di fare una dieta che sia al di sotto del tuo metabolismo basale. Per capire qual è il giusto deficit calorico, e quindi quali sono le calorie del tuo piano, considera che la cosa migliore è di non tagliare più di 500 calorie al giorno **dal tuo metabolismo totale**. Questo ti permetterà di perdere 2 chili al mese, forse due e mezzo inizialmente, ma almeno non starai mettendo a dura prova il tuo metabolismo e con il mantenimento non riprenderai il peso perso.

Ma come fare a capire da quale numero partire? Ovvero: come capire quante calorie ti servono per rimanere nel tuo peso attuale, e da lì toglierne 500?
Esistono numerose formule. Qui te ne do due tra le più famose e attendibili. Essendo delle formule matematiche, non sono accurate al cento per cento. In fondo sei un essere umano, e quelle sono formule che non tengono in conto la tua vita nella sua globalità, né la tua composizione corporea: se per esempio hai più muscoli perché ti alleni, probabilmente avrai bisogno di circa 100 calorie in più proprio per il tuo tipo di conformazione fisica, senza contare l'attività sportiva che fai. Però sono ottime formule per avere un'idea di massima: grossomodo ci azzeccano.

Formula di Harris-Benedict.
La formula di Harris-Benedict ti permette di calcolare sia il tuo metabolismo basale che da lì il totale. Come saprai, il metabolismo basale non è altro che la quota di calorie che il tuo corpo usa per stare in vita. Il metabolismo totale invece comprende qualsiasi altra attività, anche stare tutto il giorno a letto. Qui vedremo la formula rivisitata da **Mifflin e St Jeor**, che ha il vantaggio di essere relativamente recente (1990) oltre che più facile nel calcolo.

Calcolo del metabolismo basale:
Per le donne: (10 × peso in chili) + (6.25 × altezza in cm) - (5 × anni di età) - 161
Per gli uomini: (10 × peso in chili) + (6.25 × altezza in cm) - (5 × anni di età) + 5

Ora che sai il tuo metabolismo basale, **sai già qual è il limite minimo di calorie della tua dieta**. Le calorie del tuo piano dimagrante non devono *mai essere al di sotto di quel numero*, o almeno non devi provare a farlo se non per qualche giorno, magari perché nei giorni precedenti hai mangiato tanto o cose simili. Vediamo di capire ora qual è il giusto deficit, **scoprendo il metabolismo totale in base alla tua attività e al tuo stile di vita:** cercherò di differenziartelo il più possibile di modo che possa trovare il giusto coefficiente.

Qui entri in gioco tu.
Se sei un soggetto sedentario e non lavori affatto o fai un lavoro a casa che ti costringe a stare molto seduto, devi moltiplicare quel numero per 1,2.

Se sei un impiegato (o una casalinga con figli), esci per lavorare o fare la spesa ma non ti alleni o fai giusto qualche passeggiata, moltiplica per 1.375.

Se fai un lavoro più impegnativo di quello impiegatizio o casalingo, per esempio stai molte ore in piedi, insegni, servi ai tavoli, o rientri nel caso due ma ti alleni almeno dalle tre alle cinque volte a settimana, moltiplica per 1.55.

Se per esempio lavori come operaio, o sei un manager sempre di corsa, allora devi moltiplicare il numero della prima formula per 1,725. Stessa cosa se ti alleni dalle 6 alle 7 volte a settimana. Questo numero va bene anche per chi si allena tutti i giorni per massimo un'ora al giorno.

Se sei una persona molto attiva (lavori agricoli, lavori di forza, o nuoti per due ore al giorno o ti alleni in modo intenso per due ore al giorno, come un atleta), allora moltiplica per 1.9/2.25 a seconda di quanto è secondo te faticoso il tuo stile di vita e il tuo allenamento.

Formula più semplice, ideata da Lyle McDonald, fisiologo in ambito sportivo:
Per le donne:
peso corporeo in chili da moltiplicare x 26 (sedentarie) o 30 (donne attive)
Per gli uomini:
peso corporeo in chili x 28 (sedentari) o 32 (uomini attivi)

Questa seconda formula ci dà già un numero corrispondente al nostro metabolismo totale.
Potete anche fare entrambi i calcoli, e magari ottenere un numero più realistico da una media dei due risultati. Basta sommare i due risultati e dividerli per due.

Hai ottenuto un numero: quel numero indica di quante calorie hai bisogno per stare nel peso attuale, ovvero il tuo metabolismo totale. Ti servirà anche a fine dieta per settare il **piano di mantenimento**. Ora: togli 500 calorie e saprai quanto devi mangiare per perdere mezzo chilo a settimana. Io ti consiglio di andare sempre un po' al ribasso con il coefficiente dell'attività giornaliera nella prima formula: si è visto che chi si allena tende a sopravvalutare un pochino il dispendio energetico, per questo ho cercato di descriverti i coefficienti il meglio possibile. La formula è accurata al 95% circa.

Nel prossimo capitolo vedremo gli schemi possibili di piani dimagranti con i pasti sostitutivi. Sono solo delle idee, ovviamente. E se usi una app contacalorie, potrai settare da sola/o il resto della dieta senza avere bisogno di schemi.
Le mie idee per ispirarti sono:
Uno schema da 1000 calorie valido per chi ha un metabolismo totale di 1500 calorie.
Uno schema di 1200 calorie, valido per chi ha un metabolismo di 1700 calorie.
Uno schema da 1400 calorie, valido per chi ha un metabolismo da 1900 calorie.

Se hai raggiunto dei numeri intermedi a questo, basta aggiungere al tuo piano uno snack da 100 calorie. Se per esempio il tuo piano è da 1100 calorie perché hai un metabolismo totale da 1600 calorie, aggiungi circa una dozzina di mandorle o una quindicina di pistacchi o 15 grammi di cioccolato fondente al piano dietetico giornaliero. La metà di questo snack se sei di 50 calorie in più (dieta da 1150 calorie, metabolismo da 1650).

Per avere risultati sicuri, a fine libro ti do qualche consiglio sulla giusta attività. In questo modo sarai sicuro di ottenere la perdita di peso che vuoi.

Capitolo 3

Gli schemi dimagranti possibili con i pasti sostitutivi

In questo capitolo ti offro qualche spunto per dei piani ipocalorici da seguire se vogliamo provare il metodo dei pasti sostitutivi per dimagrire. Questi piani sono ovviamente indicativi, come spiego a fine capitolo e come ti ho già anticipato prima. Le opzioni sono personalizzabili anche secondo problematiche allergiche, secondo protocolli alimentari come la dieta vegana o vegetariana e persino paleo, ma non seguono per esempio regole come il contenuto di Fodmap (dieta a basso contenuto di Fodmap per problemi intestinali e colon irritabile), lo stile di dieta dissociata, la dieta Zona eccetera. Per queste esigenze vi consiglio, una volta capito su quante calorie impostare il vostro piano alimentare, di farvi seguire da un nutrizionista che segue questi protocolli.

Se avete problematiche come un sovrappeso importante, obesità, diabete e simili, lasciate perdere e correte da un dietologo. Questi infatti sono semplicissimi consigli nutrizionali per informare le persone in possesso di una buona salute ma con qualche chilo di troppo su come potersi gestire una dieta ipocalorica ma non drastica. In alcun modo inoltre sostituiscono o sono preferibili alla dieta di un nutrizionista, di un dietologo o di un dietista. Per lo stesso motivo, essendo piani puramente esemplificativi, non scrivetemi su Dcomedieta per chiedermi come posso sostituire quello o quell'altro alimento: ho cercato di includere più alimenti possibili, ma ovviamente sono e rimangono semplici suggerimenti. Non ho le competenze per darvi dei piani personalizzati. A chi vuole far da sé, suggerisco sempre una app conta calorie: ne esistono parecchie, io uso Fatsecret (www.fatsecret.it).
Se non amate usare le app, potete tenere un diario alimentare su carta o sul computer: è un'ottima mossa per regolarsi con le quantità se si vuole perdere peso.

Rispondo qui ad alcune possibili domande sui piani:
Posso invertire il pranzo con la cena?
Certamente si può fare un pranzo normale e mangiare il pasto sostitutivo a cena.
Devo prendere un multivitaminico?
Solo se te lo suggerisce il medico. Io sconsiglio il fai da te anche con i multivitaminici.
Come mai non sto perdendo peso?
Se hai seguito le ricette alla lettera, dosando tutti gli ingredienti con assoluta precisione, e se stai usando correttamente la app conta calorie, senza barare, è molto probabile che tu **abbia sopravvalutato il tuo fabbisogno calorico iniziale**, e che magari perderai meno peso poco per volta. Inoltre alcune persone **non hanno un dimagrimento lineare**: vuol dire che la prima settimana possono perdere un chilo e la seconda niente, o che funzionano come degli orologi per tre settimane e poi niente. Essere precisi, continuare il piano dimagrante, non scoraggiarsi e fare attività fisica sono le uniche misure che conosco per essere magri per sempre.
Perché suggerisci delle marche nei piani?

La dieta dei pasti sostitutivi funziona se si tiene conto delle calorie. I suggerimenti di alcune marche di yogurt o altri prodotti sono una guida per capire a quante calorie mi riferisco. Da uno yogurt a un altro possono esserci 30 o 40 calorie di differenza, per esempio.

Il piano da 1000 calorie: un possibile schema tipo

Colazione:

Un bicchiere di acqua detox (trovi le ricette a fine libro). Un pasto sostitutivo a scelta, più un caffè o un tè a scelta con stevia o altro dolcificante.

Merenda:

100 gr di frutta (porzione indicativa) a ridotto contenuto di fruttosio, come ribes, mirtilli, lamponi, kiwi, clementine, fragole, arancia. In più: 3 mandorle o 6 pistacchi.

Pranzo:

un pasto sostitutivo o una crema di verdure o un minipasto alternativo.
Una bicchiere di acqua detox, un caffè o una tisana con della stevia a tuo gusto.

Merenda:

scegli tra
- 125 gr di yogurt magro (non alla frutta, e con contenuto di grassi dello 0,1%) con stevia e un cucchiaino di cacao amaro o un cucchiaino raso di muesli
- 10 gr di cioccolato fondente oppure mezza pera o mela al forno (circa 80 gr) con 5 grammi di cioccolato fondente e cannella
- una fetta biscottata integrale o fetta wasa light con un cucchiaio di yogurt greco scremato e un cucchiaino di marmellata senza zuccheri.
Oppure replica la merenda di metà mattinata.

Cena:

Verdure: fino a 200 gr di verdure (peso a crudo) tra le seguenti: zucchine, melanzane, peperoni, insalata e altre verdure in foglia, broccoli, funghi, asparagi, ravanelli, cetrioli, finocchi, sedano, pomodori, cavolfiori. Si può anche optare per un mix. Crude o cotte dipende da quanto e come si digeriscono.
Carboidrati: 100 gr di patata o patata dolce pesata da crudo o 30 gr di pane integrale o 3 crackers tipo Magretti Galbusera o 2 gallette di riso o mais.
Proteine: circa 100 gr pesati da crudo a scelta tra: vitello magro e sgrassato, petto di tacchino, petto di pollo sgrassato, prosciutto cotto magro e light (esistono specifiche marche, tipo Snello o Aequilibrium), tonno in scatola al naturale, orata, spigola, polpo, alici fresche, filetto di platessa, triglia, nasello, seitan al naturale (marca Soyasun o Soyalab), muscolo di grano, lupini sottovuoto al netto della buccia, fagioli cannellini o borlotti pesati da lessi, fagioli neri da lessi o bianchi di spagna, lenticchie in scatola, pisellini surgelati o freschi, oppure un uovo + un albume oppure 100 gr di fiocchi di latte magri.
Grassi: Un cucchiaino di olio raso (usa un cucchiaino da tè e non riempirlo fino al bordo) o un ricciolo di burro in tutto per condire.

Chi si vuole concedere un frutto a cena può per esempio eliminare la voce **carboidrati** e mangiarne fino a 125/150 grammi tra mele, pere, arance, clementine, frutti rossi, fragole, ciliegie, mango, pesca, albicocche, prugne, papaya, melone.

Il piano da 1200 calorie: un possibile schema tipo

Colazione:
Un bicchiere di acqua detox (trovi le ricette a fine libro). Un pasto sostitutivo a scelta, più un caffè o un tè a scelta con stevia.

Merenda:
125 gr di frutta (porzione indicativa) a ridotto contenuto di fruttosio, come ribes, mirtilli, lamponi, kiwi, clementine, fragole, arancia. In più: 3 mandorle o 6 pistacchi .

Pranzo:
un pasto sostitutivo o una crema di verdure o un minipasto alternativo.
Una bicchiere di acqua detox, un caffè o una tisana con della stevia a tuo gusto.

Merenda:
scegli tra
- 125 gr di yogurt magro (non alla frutta, con lo 0,1% di grassi) con un cucchiaino di miele e un cucchiaino di cacao amaro o di farina di carrube per personalizzarlo
- 125 gr di yogurt magro (non alla frutta, 0,1% di grassi) con 1 cucchiaio di fiocchi di avena o riso soffiato (senza aggiungere miele ma stevia), oppure 1 cucchiaino di burro di arachidi (occhio, un cucchiaino piccolo!)
- un pacchetto di pavesini o una barretta ai cereali tipo Fitness.
Oppure replica la merenda di metà mattinata.

Cena:
Verdure: fino a 200 gr di verdure (peso a crudo) tra le seguenti: zucchine, melanzane, peperoni, insalata e altre verdure in foglia, broccoli, funghi, asparagi, ravanelli, cetrioli, finocchi, sedano. Si può anche optare per un mix. Crude o cotte dipende da quanto e come si digeriscono.

Carboidrati: 150 gr di patata o patata dolce pesata da crudo o 45 gr di pane integrale o 35 gr di riso o stessa dose per pasta integrale/cereali in chicco/falsi cereali (quinoa, grano saraceno) pesati da crudo o 4 gallette di riso/mais o 5 crackers tipo Magretti Galbusera.

Proteine: 120 gr a scelta tra: vitello magro, petto di tacchino, una coscia media di pollo senza pelle, prosciutto cotto magro e light, petto di pollo sgrassato, tonno in scatola al naturale, orata, spigola, polpo, alici fresche, filetto di platessa, triglia, seitan al naturale marca Soyasun o Soyalab, muscolo di grano, lupini sottovuoto al netto della buccia, fagioli cannellini o borlotti da lessi, fagioli neri da lessi o bianchi di spagna, lenticchie in scatola, pisellini surgelati o freschi, oppure un uovo più 100 gr di albumi in omelette o 120 grammi di fiocchi di latte scremati o 120 grammi di ricotta light (marca Santa Lucia o Galbani).

Altre possibilità proteiche per questo piano: 70-75 grammi di salmone affumicato o 70 grammi di carne macinata a ridotto contenuto di grassi o 75 grammi di ricotta vaccina o 55 grammi di prosciutto san Daniele senza grasso o 70 grammi di tempeh.

Grassi: un cucchiaio di olio raso (cucchiaio da minestra, deve equivalere a 10 grammi, contenuto entro i bordi) o 2 cucchiaini di burro in tutto (12 grammi circa).

Chi si vuole concedere un frutto può per esempio **dimezzare** il quantitativo di carboidrati (scegliendo ovviamente le patate o il pane o le gallette per comodità) e mangiare fino a 125 grammi tra tra mele, pere, arance, clementine, frutti rossi, fragole, ciliegie, mango, pesca, albicocche, prugne, papaya, melone.

Il piano da 1400 calorie: un possibile schema tipo

Colazione:

Un bicchiere di acqua detox (trovi le ricette a fine libro). Un pasto sostitutivo a scelta, più un caffè o un tè a scelta con stevia.

Merenda:

125 gr di frutta (porzione indicativa) a ridotto contenuto di fruttosio, come ribes, mirtilli, lamponi, kiwi, clementine, fragole, arancia. In più: 6 mandorle o 11 pistacchi.

Pranzo:

un pasto sostitutivo o una crema di verdure o un minipasto alternativo.
Una bicchiere di acqua detox, un caffè o una tisana con della stevia a tuo gusto.

Merenda:

scegli tra:
- 125 gr di yogurt magro (non alla frutta) con un cucchiaino di miele e un cucchiaino di cacao amaro o 1 cucchiaio di fiocchi di avena e stevia
- 20 gr di cioccolato fondente
- mezza pera o mela al forno (circa 80 gr) con 8 grammi di cioccolato fondente e cannella
- una fetta biscottata o wasa light con 35 gr di ricotta magra e un cucchiaino di marmellata senza zuccheri.

Cena:

Verdure: fino a 200 gr di verdure (peso a crudo) tra le seguenti: zucchine, melanzane, peperoni, porri, insalata e altre verdure in foglia, broccoli, funghi, asparagi, ravanelli, cetrioli, finocchi, sedano, pomodori, cavolfiori. Si può anche optare per un mix. Crude o cotte dipende da quanto e come si digeriscono.

Carboidrati: 150 gr di patata o patata dolce pesata da cruda o 55 gr di pane o 50 gr di riso o stessa dose per pasta integrale/cereali in chicco/falsi cereali (quinoa, grano saraceno, ecc) pesati da crudi oppure 6 gallette di riso/mais.

Proteine: 150 gr a scelta tra: vitello magro, petto di tacchino, una coscia media di pollo senza pelle, prosciutto cotto light e magro, tonno in scatola al naturale, orata, spigola, polpo, nasello, alici fresche, filetto di platessa, triglia, seitan al naturale marca Soyasun o Soyalab, muscolo di grano, lupini sottovuoto al netto della buccia, fagioli cannellini o borlotti da lessi, fagioli neri da lessi o bianchi di spagna, pisellini freschi o surgelati, lenticchie in scatola, o ancora due uova più un albume in omelette. ***Oppure*** 100 grammi tra: ricotta vaccina, bresaola, salmone affumicato, sgombro al naturale, prosciutto crudo sgrassato, tonno in olio di oliva sgocciolato, carne di manzo.

Grassi: Un cucchiaio raso di olio o 2 cucchiaini di burro o mezzo cucchiaio di olio + uno di grana o pecorino grattuggiato, o mezzo cucchiaio di olio e un cucchiaino di semi (di zucca, di girasole ecc.). Mi raccomando: cucchiaio da minestra, olio entro i bordi del cucchiaio!

Chi si vuole concedere un frutto può per esempio dimezzare il quantitativo di carboidrati della cena e mangiarne fino a 125/150 grammi.

Sfizi occasionali solo per questo piano:
- un bicchiere di vino (150 ml): in questo caso gestite i carboidrati della cena come nel piano da 1000 calorie, e riducete l'olio a un cucchiaio raso in tutto, senza altre aggiunte di grassi.
- mezza pizza margherita media (la metà di 250 grammi): potete prenderne una e dividerla con un altro commensale, aggiungendo delle verdure crude con gocce di limone, aceto di mele o senape.
- una frittura piccola di pesce con insalata mista e metà porzione di frutta
- un hamburger al piatto (normale, di pollo o vegano) con verdure grigliate di contorno e metà porzione di frutta o metà porzione di patatine fritte (circa 8-10), limitando le salse a ketchup o senape.
- 100 grammi di mozzarella di bufala o normale: va bene se riducete l'olio a un cucchiaino raso nel resto della cena, senza altre aggiunte di grassi (grana, semi, eccetera).

*****Importante!*****

Cosa si può aggiungere liberamente in tutti i piani:

Erbe aromatiche, spezie, aceto di mele o di vino, qualche sottaceto nelle insalate o nelle preparazioni, succo di limone, senape, poco ketchup, bevande a zero calorie (da usare comunque con moderazione), spaghetti di konjac o shirataki. Tè, tisane, caffè si possono bere liberamente purché senza zucchero. **La scelta del dolcificante** dev'essere il più possibile una scelta naturale: la stevia è quasi sempre tollerata da tutti. Eritrolo e xylitolo di betulla sono problematici **nei soggetti con problemi di fermentazione intestinale**. Bisogna ricordarsi questo anche nella preparazione dei pasti sostitutivi.

Come ho detto all'inizio di questo articolo sta a voi trovare la giusta combinazione dietetica se usate i pasti sostitutivi, ma questi piani possono servirvi per avere un'idea di quanto mangiare a cena o nel pasto libero (quindi a pranzo se usate il sostitutivo a cena) e di cosa potersi concedere come spuntini per non arrivare al pasto libero con una fame atroce. **Uno dei principali difetti dei pasti sostitutivi** è quello per cui le persone arrivano molto affamate al momento del pasto libero, e avendo usato i pasti sostitutivi durante il corso della giornata, pensano di poter mangiare in libertà. Questo ovviamente fa sì che il deficit calorico si annulli o quasi, e che lo stress della privazione da cibo ci porti a esagerare e sentirci in colpa. Per questo motivo consiglio sempre di **bilanciare il pasto libero**, cioè creare *una giusta proporzione tra macronutrienti*, di modo da evitare un impatto glicemico e quindi insulinico troppo alto a fine pasto, e arrivare a un effetto saziante complessivo, **grazie a fibre e proteine unite ai carboidrati**.

Altra cosa che ci tengo a precisare è che **per me la dieta deve essere il più naturale possibile, ovvero senza molti prodotti industriali,** eppure ho messo opzioni anche di biscotti, prodotti da forno o simili. Perché?

Cambiare abitudini alimentari è una sfida continua, e provare a fare leva solo sul senso di autocontrollo non è la soluzione. **Sapere di potersi concedere un biscotto ogni tanto o di avere varie alternative** anche per un pasto fuori rende più semplice attenersi alla restrizione calorica senza voler mollare tutto. **Se anche così dovesse risultare difficile per noi,** limitiamo gli sfizi a un pasto libero a settimana, facendo colazione e altro pasto **con le**

opzioni dei sostituti, e limitando gli spuntini a sola verdura cruda (cetrioli e finocchi sono perfetti). Potremo così salvare il pranzo della domenica, la cena in pizzeria o simili, basta farlo una volta a settimana per un solo piatto a scelta e saremo comunque in grado di perdere peso.

Infine: potete comprare dei pasti sostitutivi e seguire le regole di questo libro (o fare un po' e un po', cioè qualche ricetta presa da qui e qualche pasto sostitutivo comprato)? La risposta è *sì:* vi ho detto cosa ne penso dei pasti sostitutivi confezionati, ma credo che ognuno sia libero di mangiare come vuole, e anche di dimagrire come crede.
I piani funzionano comunque.

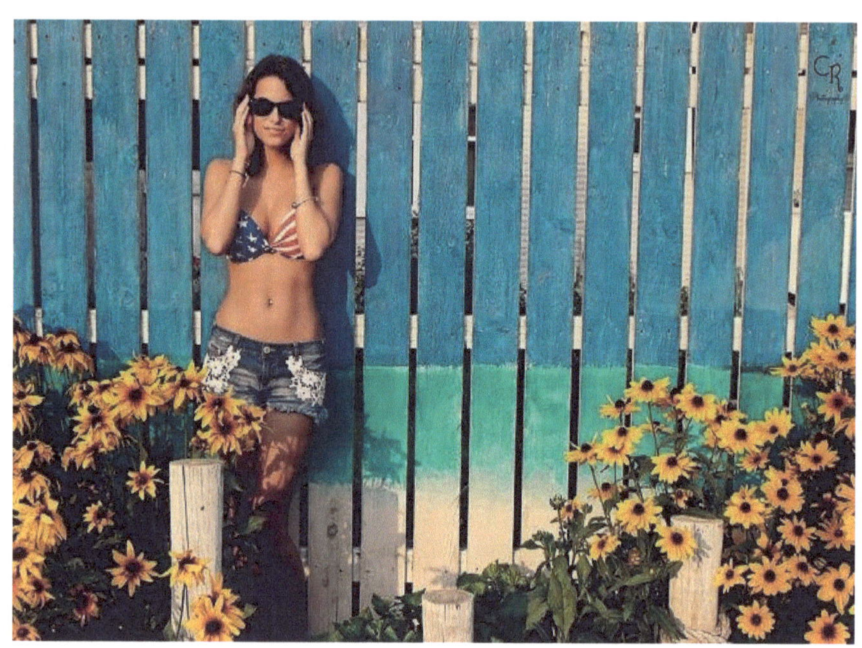

Capitolo 4

Come realizzare e personalizzare i pasti sostitutivi fatti in casa

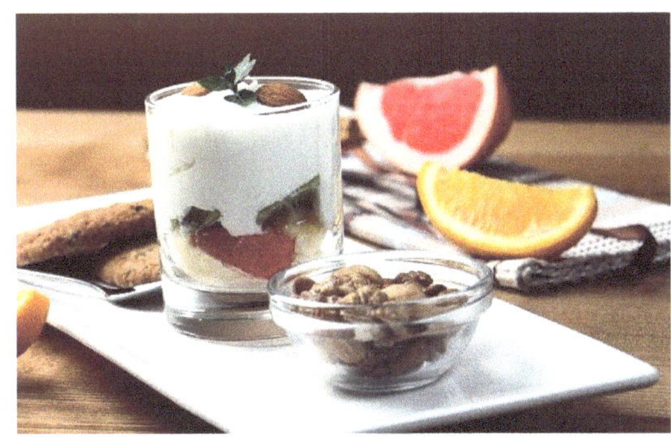

Per realizzare dei pasti sostitutivi fatti in casa avrete bisogno di un frullatore e di avere sempre in casa quei 3-4 ingredienti chiave che vi permetteranno di creare una ricetta proteica senza l'utilizzo di proteine in polvere.

Cosa sono le proteine in polvere, vi chiederete?
Si tratta di preparati molto in voga tra le persone che fanno sport: possono essere vegani (con proteine estratte dal riso, dalla soia, dal pisello o da altri legumi, dalla canapa, dai semi oleosi in genere), a base di siero del latte, a base di uova, a base di caseine (le principali proteine dei formaggi), a base persino di carne. Su Amazon e in altri siti online trovate un sacco di questi prodotti, **ma non sono assolutamente necessari per creare dei pasti sostitutivi**. Anzi, se possibile è meglio evitarli. Il motivo principale è che non sono molto digeribili: se per esempio non sono ben miscelati, possono creare gas intestinale, flatulenza, pancia gonfia, dolori simili a quelli di una colite. I prodotti più costosi (sui trenta o quaranta euro per chilo di proteine in polvere) sono anche i più digeribili e sicuri, ma anche in questo caso parliamo di integratori che per essere appetibili come gusto vengono spesso addizionati ad aromi e dolcificanti artificiali. Spesso hanno anche un gusto troppo dolce, più dolce di un dolce tradizionale!
E ovviamente i pasti sostitutivi delle varie aziende usano appunto questi preparati (ma non quelli di buona qualità).

Come dicevo, **se ne può fare tranquillamente a meno**, prendendo le proteine da cibi comuni che trovate al supermercato al posto dei surrogati.
Tra i cibi ideali per prepararsi da soli dei pasti sostitutivi troviamo:

1) Lo yogurt greco: la marca che preferisco è la Fage, a ogni modo ogni volta che leggete yogurt greco considerate sempre che si sta parlando di **yogurt bianco naturale**. Niente frutta né aromi né dolcificanti: i prodotti che non sono yogurt bianchi infatti hanno una percentuale proteica minore. Lo yogurt greco che trovate nelle ricette può essere sostituito dallo skyr o dal quark magro. Quindi potete variare.

2) I fiocchi di latte: i fiocchi di latte sono molto proteici, più dello yogurt greco. Frullandoli si ottiene un preparato cremoso che non ricorda affatto la forma in fiocchi del prodotto normale.

3) Gli albumi: gli albumi, da cuocere nei modi che vi dirò per essere usati come base per i pasti sostitutivi, rendono gli shake davvero cremosi, e di consistenza quasi simile a un dolce al cucchiaio. Oggi nei principali supermercati si trovano pastorizzati nel reparto frigo, ma si possono comprare anche online, dato che la pastorizzazione permette anche di conservarli a temperatura ambiente. Su Amazon trovare delle promozioni per 5-6 bottiglie di albumi liquidi.

Vanno sempre cotti.

4) Fagioli cannellini, fagioli rossi, fagioli neri: possono essere un'ottima base per gli smoothie vegani e sono molto economici. Vanno acquistati in barattolo, sciacquati sotto l'acqua corrente e privati ovviamente dell'acqua di conservazione. Aggiunti a frutta, aromi, dolcificante naturale e verdura, non hanno affatto un gusto salato. Anzi. Fagioli rossi e neri in combinazione al cacao creano una crema al cioccolato facile e dal sapore intenso e cremoso.

5) Tofu seta o tofu al naturale: il tofu seta per intenderci è un tofu morbido, che va frullato con gli altri ingredienti per ottenere una texture cremosa simile a quella dello yogurt greco.

A questi alimenti che sono la base dei pasti sostitutivi che vi presenterò, **nelle varie ricette troverete solo alimenti naturali**: frutta, verdura, spezie e aromi a vostra scelta, stevia o altro dolcificante a vostra scelta. Una volta che ci avrete preso la mano, potrete creare varie versioni delle stesse ricette, per esempio usare il tofu seta al posto dello yogurt greco nelle stesse percentuali, o i fiocchi di latte al posto dei fagioli rossi sempre nelle stesse percentuali.

I pasti sostitutivi si preparano in 5 minuti, a patto di sapersi organizzare. Meglio programmare in anticipo quelli che andremo a fare per più giorni e comprare gli ingredienti una volta a settimana. In alcune ricette troverete l'aggiunta del **ghiaccio**, che potete anche eliminare: serve a rendere il pasto sostitutivo liquido più spumoso, con quella schiumetta da milkshake americano. In altre potrete trovare della frutta surgelata: vi consiglio in questo caso di sbucciarla e metterla in sacchetti da congelamento, a pezzi, pronta all'uso.

Per quanto riguarda le **spezie**, ecco il vero segreto per riuscire a personalizzare i nostri pasti sostitutivi con poco. **Per chi deve tenere a bada l'insulina e la glicemia** vanno bene la cannella di Ceylon (la trovate dal bio), i semi di cumino (molto aromatici, da usare con moderazione ma eccellenti per chi vuole dimagrire) o i chiodi di garofano in polvere, e per le creme salate il curry o la curcuma addizionata a poco pepe nero.

Per un effetto digestivo e antinfiammatorio, personalizzate i vostri pasti con dello zenzero in polvere e della menta fresca (se è periodo) o con della curcuma + pepe nero nei piatti salati. **Per aggiungere un po' di vitamina C** vanno benissimo le foglie di prezzemolo nelle creme salate. **Per un effetto sgonfiante**, i semi di finocchio vanno bene in tutte quelle preparazioni dolci con mela o pera, e danno un gusto quasi esotico, o nei piatti salati. **Le erbe aromatiche essiccate** contengono importanti minerali in alte concentrazioni e quasi zero calorie. Il **tè matcha** è molto più antiossidante del tè verde, si acquista in polvere e può essere aggiunto sia agli shake dolci che alle creme salate, così come un po' di alga spirulina. **Per chi soffre di fame nervosa**, aggiungere una punta di cucchiaino di polvere di glucomannano rende il pasto sostitutivo più saziante (è la stessa fibra degli spaghetti shirataki) sempre a zero calorie. Questo è il trucco di molte bevande dimagranti. Lo trovate su Amazon o potete ordinarlo in farmacie e parafarmacie.
Per chi vuole un detox naturae, vi consiglio la polvere di bacche di açai, di maca, di moringa, ne basta una punta di cucchiaino e si possono comprare online o nei negozi bio.

Con questi semplici spunti otterrete in poche mosse dei pasti sostitutivi fatti in casa di assoluta qualità, personalizzati in base alle vostre esigenze e geniali come effetto. **E soprattutto:** sapete cosa avete creato, l'origine dei vostri ingredienti, come è stato preparato, e ancora sarete capaci di rifare la stessa cosa, addittura apportando dei piccoli miglioramenti sulla base delle vostre esigenze. **Una grandissima differenza**, che vi permetterà di ricorrere ai pasti sostitutivi anche dopo le feste di Natale o Pasqua, dopo un invito a un matrimonio, per essere in forma smagliante per la tanto attesa vacanza.

Tra i dolcificanti più consigliati come ho già detto segnalo la stevia, sia in polvere che in gocce, e i polioli naturali come lo xylitolo di betulla e l'eritrolo: attenzione però che questi ultimi contengono particolari catene di saccaridi che causano fermentazione intestinale nei soggetti sensibili (vedi capitolo precedente). Vanno ovviamente anche bene **i dolcificanti artificiali**, purché sicuri e di qualità. Il sucralosio per esempio costa più degli altri dolcificanti, ma ne basta pochissimo: una busta può arrivare a durarvi un anno. Anche il ciclamato è in genere ben tollerato in chi ha problemi di natura gastrointestinale.
A parte la stevia, tuttavia, consiglio l'uso di altri edulcoranti con moderazione. In molti degli shake la frutta, che può essere utilizzata anche molto matura, ci aiuta a ridurre il quantitativo di questi dolcificanti a zero calorie.

E ora che sapete tutto bando alle ciance e via con le ricette!

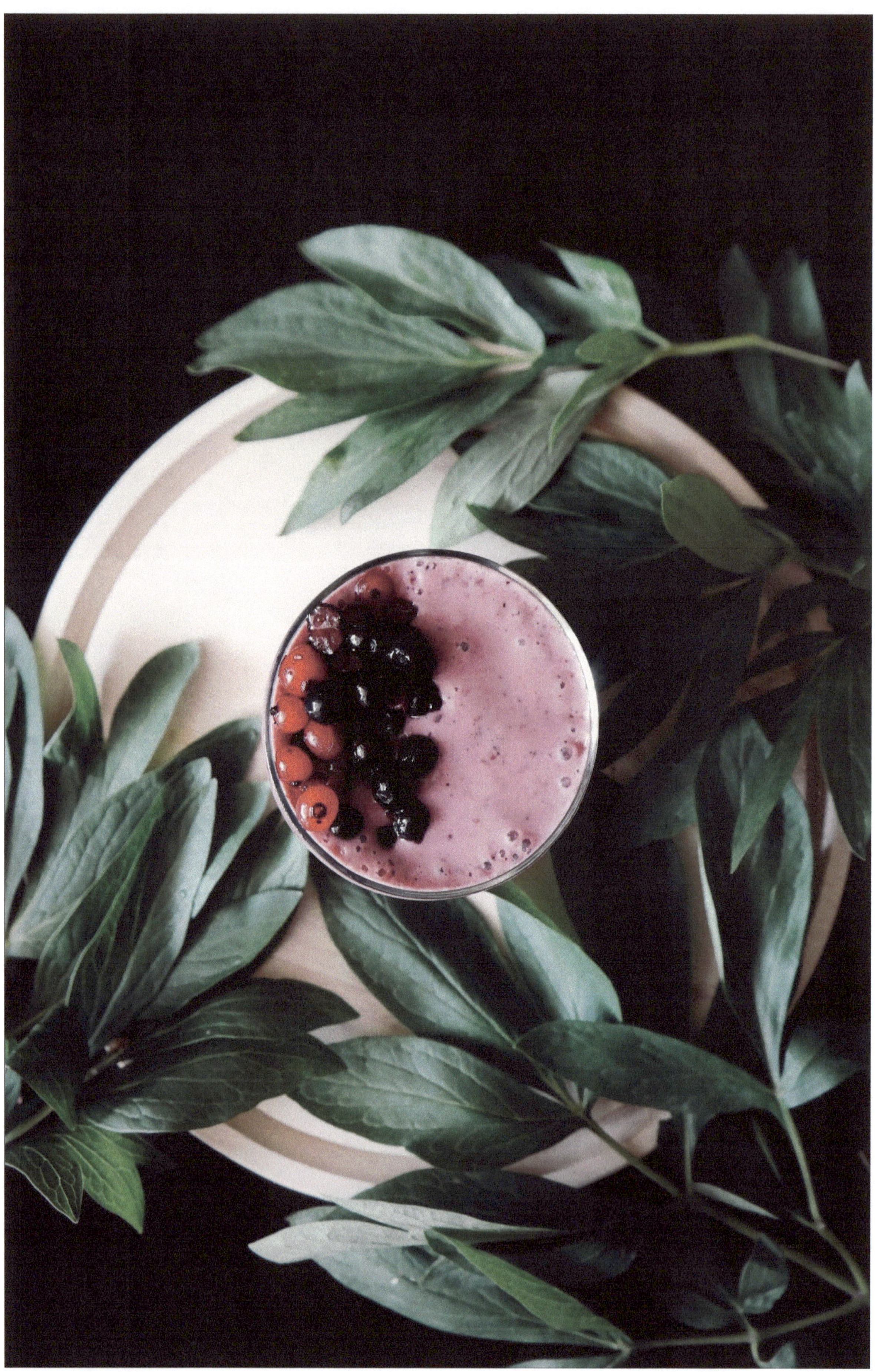

Capitolo 5

I frullati e gli smoothie dolci

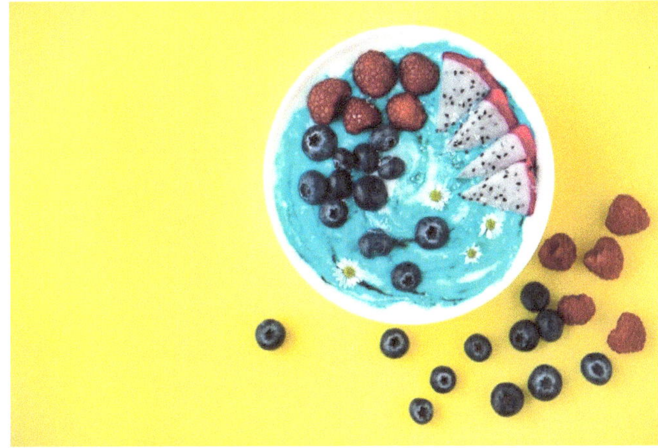

VANILLA MILK & ORANGE SMOOTHIE
Per una dose, equivalente a un mega bicchiere.
Perfetto in sostituzione del pranzo.
Proprietà: senza grassi, ideale per chi deve tenere sotto controllo i grassi nella dieta.
- *170 gr di yogurt fage 0% bianco o 160 gr di skyr magro bianco*
- *mezza banana piccola molto matura, precedentemente tagliata a pezzi e surgelata (50 gr)*
- *aroma vaniglia poche gocce*
- *la buccia grattugiata di mezza arancia biologica*
- *stevia quanto basta o dolcificante a piacere (facoltativo)*
- *200 ml di latte scremato o di soia senza zuccheri aggiunti*
- *un cucchiaino di té matcha in polvere*
3-4 cubetti di ghiaccio

Procedimento: frullate tutti gli ingredienti nel mixer e bevete subito.
Valori nutrizionali: 209 Kcal, grassi: 0,44; proteine: 24; carboidrati: 28 grammi.

RED SMOOTHIE AL CIOCCOLATO
Per una dose, equivalente a un mega bicchiere. Perfetto in sostituzione del pranzo.
Si può preparare anche in anticipo.
Proprietà: senza grassi, antiossidante, contro la ritenzione idrica.
- *170 gr di yogurt greco fage a 0% di grassi bianco o 160 gr di skyr magro bianco*
- *120 ml latte di riso light o di cocco light o di mandorla light tipo Alpro o di latte scremato*
- *un cucchiaino di cacao in polvere*
- *50 gr di ciliegie, mirtilli, lamponi o fragole*
- *stevia o altro dolcificante a piacere*
- *una punta di cucchiaino di açai in polvere o un cucchiaino di bacche di goji*
- *3-4 cubetti di ghiaccio*

Procedimento: frullate tutti gli ingredienti ed è pronto.
Valori nutrizionali: 207 Kcal, grassi 3, carboidrati: 24,7, proteine 19,6 gr circa.

PASTO SOSTITUTIVO ALLA CILIEGIE IPOGLICEMIZZANTE E CON FIBRE
Per una dose, equivalente a un mega bicchiere.
Perfetto in sostituzione della colazione. Si può preparare in anticipo.
Proprietà: ricco di fibre e vitamina C, anti-ritenzione
- *150 gr di ciliegie*

- 100 gr di yogurt greco fage naturale intero o 100 gr di fiocchi di latte scremato
- 50 gr di avocado maturo
- mezzo cucchiaino di bacche di goji o polvere di tè matcha (facoltativa)
- 80 ml di latte scremato
- stevia facoltativa

Procedimento: frullate tutti gli ingredienti.
Valori nutrizionali: 212 Kcal; grassi 7,8, carboidrati 23,7 di cui 6,5 di fibre; proteine 14,8.

PASTO SOSTITUTIVO ALLA FRAGOLE VEGAN
Per una dose, equivalente a un mega bicchiere.
Note: aggiungere acqua se lo si vuole meno denso.
Proprietà: ricco di fibra, adatto come sostituto del pranzo, ottimo per le donne dopo "gli anta".

- 100 gr di fragole molto mature
- 200 gr di tofu seta o tofu vellutato scolato dell'acqua (marca Taifun-Demeter, Clearspring, Mori Nu Silken Tofu) o in alternativa 120 gr di fagioli cannellini già lessi, risciacquati e ben scolati
- mezza banana molto matura, surgelata a pezzi (60 gr)
- cannella (nella versione con i cannellini) o scorza grattugiata di arancia o limone (nella versione con il tofu)
- stevia quanto basta.

Procedimento: frullare tutti gli ingredienti e bere subito.
Valori nutrizionali: 212 Kcal, grassi 6,5, carboidrati: 25, fibre 5,8, proteine 15 gr circa (ma 200 calorie e 10 gr di proteine nella versione con i cannellini)

FRULLATO PROTEICO GUSTO TIRAMISU'
Per una dose, equivalente a un mega bicchiere.
Aggiungere altra acqua per un risultato meno denso (soprattutto nella versione con i fiocchi di latte).
Proprietà: extra saziante, ricco di proteine. Ideale sia a colazione che a pranzo. Perfetto per chi fa sport come frullato post-allenamento. Perfetto nelle diete tendenzialmente low-carb.

- 100 gr di fiocchi di latte magro o di quark magro
- 50 ml di acqua (circa due tazzine da caffè)
- 100 gr di yogurt greco fage total 0% grassi o skyr scremato
stevia quanto basta
- un cucchiaio di cacao amaro o di farina di semi di carrube
- una tazzina di caffè ristretto
- un cucchiaino di semi di chia o mezzo cucchiaino raso di polvere di xantano o di polvere di glucomannano per chi vuole aumentare l'effetto saziante e di fibre.

Procedimento: Basta frullare gli ingredienti con 3-4 cubetti di ghiaccio per ottenere un frullato proteico spumoso, partendo per prima dai fiocchi di latte con il cacao, poi aggiungendo il caffè, la stevia e la cannella. Quando i fiocchi sono diventati cremosi, aggiungere lo yogurt e solo dopo acqua (se ci sembra troppo denso) e ghiaccio. Se non dovete consumarlo subito, evitate semplicemente il ghiaccio e shakerate vigorosamente prima di berlo.

Valori nutrizionali: 205 Kcal, grassi 6,17, carboidrati 8, proteine 26 grammi.

FRULLATO LIGHT AL CIOCCOLATO E PERA

Per una dose, equivalente a un bicchiere.
Proprietà: riduce la voglia di dolci per tutto il resto del giorno. Ideale a colazione.
- *150 gr di quark scremato tipo Milbona o Land*
- *un cucchiaio di cacao amaro*
- *stevia q.b. per dolcificare*
- *100 gr di pera senza buccia e matura*
- *5 pistacchi o 3 mandorle o una noce brasiliana*
- *3 cubetti di ghiaccio*
- *aroma vaniglia a piacere o aroma rhum*

Procedimento: frullare tutti gli ingredienti e bere subito.
Valori nutrizionali: 218 Kcal, grassi 4,2, carboidrati: 23, fibre 3,5, proteine 21 gr circa

FRULLATO PROTEICO VEGANO AL DOPPIO CIOCCOLATO

Per una dose, equivalente a un mega bicchiere
Proprietà: ricco di fibre, adatto a chi ha problemi di regolarità intestinale.
Ottimo per colazione e come pasto sostitutivo del pranzo.
- *100 ml di latte di soia al cioccolato tipo Alpro*
- *100 ml di acqua*
- *100 gr di lenticchie rosse o verdi lesse (in alternativa: cannellini lessi)*
- *100 gr di prugna fresca fatta a pezzi e surgelata*
- *un cucchiaino di cacao amaro*

Procedimento: Frullare tutti gli ingredienti e bere subito.
Valori nutrizionali: 220 calorie, proteine 10 gr (10,5 con i cannellini), grassi 3, fibre 9 grammi, zuccheri 24 grammi.

FRULLATO DIMAGRANTE ALLA ZUCCA

Per una dose, **equivalente a due bicchieri.**
Perfetto come pasto sostitutivo del pranzo o della cena. Molto digeribile e saziante. Zero grassi. Ricco di betacarotene e a ridotto contenuto di fibre per chi ha problemi di digestione.
- *250 gr di zucca (peso da crudo) poi lessata e messa a raffreddare*
- *100 gr di carote crude (non lessatele!)*
- *stevia quanto basta*
- *100 ml di latte scremato o latte zymil*
- *100 gr di yogurt greco scremato anche delattosato*
mix di spezie per zucca/carote:
– *cannella in polvere*
– *zenzero in polvere*
– *chiodi di garofano in polvere*

Procedimento: frullate tutti gli ingredienti e bevete subito.
Valori nutrizionali: 209 calorie, grassi 0,5; proteine 16,7; carboidrati 39, di cui fibre 3 grammi.

FRULLATO SPEZIATO ALLA CAROTA

Per una dose, equivalente a un bicchiere colmo.
Proprietà: saziante e bilanciato, utile alla regolarità intestinale.
- *100 gr di carota cruda*
- *100 gr di yogurt greco scremato*
- *100 ml di latte di mandorla senza zuccheri aggiunti e light (marche Alpro o Isola Bio)*
- *un cucchiaino raso di cocco grattugiato*
- *4 mandorle o 6 pistacchi*
mix di spezie:
– *cannella in polvere*
– *zenzero in polvere*
– *chiodi di garofano in polvere*

Procedimento: frullate tutti gli ingredienti e bevete subito.
Valori nutrizionali: 190 calorie, grassi 7,5; proteine 13; carboidrati 18 di cui 4 grammi di fibre.

FRULLATO VEGAN AL MANGO E ARANCIA

Per 2 dosi, pari a 2 bicchieri (un bicchiere ciascuno).
Proprietà: ricco di vitamina C, perfetto a colazione, ricco di vegetali, un mix di vitamine e sali minerali, con pochi grassi, vegan. Si può fare in anticipo, ma va shakerato prima di berlo.
- *100 gr di mango fatto a pezzi e surgelato o in alternativa papaya o kiwi sempre surgelati*
- *100 gr di arancia*
- *100 gr di mirtilli o fragole o lamponi o ciliegie*
- *200 gr di tofu seta (marca Taifun-Demeter, Clearspring, Mori Nu Silken Tofu) o 140 gr di lupini sgusciati e tenuti a bagno una notte, poi risciacquati più volte.*
- *una manciata di spinaci o rucola*
- *200 ml di latte di soia*
- *stevia quanto basta*

Procedimento: frullate tutti gli ingredienti. Se usate i lupini frullateli per primi e aggiungete gli altri ingredienti solo dopo un paio di passaggi.
Valori nutrizionali per dose: 183 calorie a persona; grassi 4, carboidrati 27 di cui 3,5 grammi di fibre, 12 grammi di proteine.

FRULLATO SUPERCREMOSO PRIMAVERA

Per due dosi, pari a 2 bicchieri (un bicchiere è una dose).
Proprietà: molto saziante, ricco di vitamina C, perfetto a pranzo
- *100 gr di arancia bio senza buccia*
- *200 gr di fiocchi di latte*
- *scorza grattugiata di un'arancia bio*
- *100 gr di fragole o lamponi o ciliegie*
- *120 gr di albume d'uovo pastorizzato (marca Prozis, Naturelle, Aia)*
- *aroma vaniglia qualche goccia*
- *stevia quanto basta*

Procedimento: in un pentolino, versate l'albume d'uovo con 2 tazzine di acqua e fate cuocere mescolando in continuazione, fino a ottenere una crema bianca. Questo significherà avere l'albume cotto. Fatelo raffreddare completamente. Mettetelo nel mixer con gli altri ingredienti, iniziando dai fiocchi di latte per poi finire con frutta e aromi. Se preparato in anticipo, tenderà

a rassordarsi un po'.
Valori nutrizionali: 188 calorie a persona; grassi 6, carboidrati 16,5 di cui fibre 2,5 grammi, proteine 17 grammi.

FRULLATO FIT E PALEO AL MIRTILLO
Per una dose, l'equivalente di un bicchiere maxi.
Proprietà: antiossidante e saziante, ricco di minerali e molto utile per chi soffre di ritenzione idrica. Perfetto a colazione.
- un uovo biologico, sodo
- due bianchi di uovo bio, sodi
- succo di un limone o di un lime
- 150 gr mirtilli
- 100 ml di acqua
- 100 ml di acqua di cocco
- un cucchiaino di semi di chia
- stevia quanto basta

Procedimento: rassodare le uova. Sgusciarle e privarne due dei tuorli (li potete usare per una pasta frolla, anche da sodi o al posto di un cucchiaio raso di olio nella cena della dieta, per esempio per realizzare delle polpette di verdure con gli altri ingredienti o delle crocchette di patate dolci). Mettere in un frullatore l'uovo intero e gli albumi assieme ai semi di chia. Frullateli bene e aggiungete i mirtilli, il limone, la stevia e i liquidi da ultimo, iniziando con l'acqua di cocco.
Valori nutrizionali: 212 calorie; grassi 6,6; carboidrati 26 di cui 4.5 di fibre, 13,8 grammi di proteine.

SMOOTHIE PROTEICO AL CIOCCOLATO
Per una dose, equivalente a un grosso bicchiere.
Proprietà: dolce e saziante, allontana la voglia di dolci, utile per chi soffre di pancia gonfia. Ottimo sia a colazione che come sostituto del pranzo o della cena.
- 150 gr di albume pastorizzato (marca Aia, Naturelle, ecc)
- due tazzine di acqua + mezzo bicchiere di acqua (100 ml)
- un cucchiaio di cacao amaro
- stevia quanto basta
- un pizzico di zenzero o cannella in polvere o entrambi
- 40 ml di latte di cocco tipo Rapunzel o Aroy-D (o in alternativa 85 gr di banana)
- una manciata di foglie di menta fresca

Procedimento: sbattete gli albumi con due tazzine di acqua e in un pentolino fateli cuocere a fuoco molto lento mescolando spesso, fino a ottenere una crema bianca. Potrebbero crearsi dei filamenti, ma non vi preoccupate. Fate raffreddare completamente il composto e poi tenetelo in frigo per mezzora/quaranta minuti. Dopo questo tempo, levateli dal frigo e versate la crema di albumi rappresa in un frullatore assieme al cacao, alle foglie di menta, al latte di cocco o alla banana, al mezzo bicchiere di acqua, al dolcificante e alle spezie. Potete aggiungere 2-3 cubetti di ghiaccio o usare una banana a pezzi precedentemente surgelata se state usando la banana al posto del latte di cocco: questo vi permetterà di avere uno smoothie proteico al cioccolato più spumoso e invitante.
Valori nutrizionali: versione con la banana; 193 calorie, grassi 2,5, carboidrati 21, proteine

19 grammi.
Valori nutrizionali: versione con latte di cocco/low carb; 196 calorie, grassi 11, carboidrati 3, proteine 19 grammi.

FRULLATO DRENANTE ALLE FRAGOLE di MARTHA STEWART

Per una dose, equivalente a un grosso bicchiere.
Ricetta della celebre chef Martha Stewart.
Proprietà: Ottimo sia a colazione che come sostituto del pranzo o della cena, moderatamente proteico, ricco di vitamina C, vegan.

- *200 gr di fragole tenute nel freezer per circa tre quarti d'ora (o surgelate)*
- *100 gr di tofu seta o vellutato (altrimenti: 50 gr di tofu al naturale)*
- *cannella in polvere una spolverata (facoltativo)*
- *100 ml di succo di mela biologico*
- *stevia, un pizzico (facoltativo)*

Procedimento: *frullate il tutto e servite. Si può preparare in anticipo.*
Valori nutrizionali: 165 calorie, grassi 3,5 gr, carboidrati 29 gr, proteine 6,10.

GLOWING GREEN SMOOTHIE DI KYMBERLY SNYDER

Per due dosi, equivalente a un grosso bicchiere ciascuno.
Ricetta della nutrizionista Kymberly Snyder, è un frullato raw e vegan.
Proprietà: ricchissimo di vitamine e sali minerali, ipoproteico e ideale per chi segue una dieta a basso contenuto di sodio e senza grassi.
- *una tazza e mezzo di acqua filtrata o depurata o a basso residuo fisso*
- *un cespo di lattuga romana biologica ben lavata*
- *100 gr. spinaci bio lavati*
- *3 coste di sedano piccole bio o un quarto di finocchio*
- *100 gr di pera, di mela e di banana bio (pera e mela vanno sbucciate)*
- *Il succo di mezzo limone biologico*
- *una manciata di coriandolo (solo foglie: in alternativa menta fresca)*
- *una manciata di foglie di prezzemolo o rucola*

Procedimento e valori nutrizionali: Frullare tutto: si ottengono così circa due bicchieroni di frullato da 450 ml ciascuno per un totale di 300 calorie (150 a bicchiere circa). Ogni bicchiere fornisce circa 5 grammi di proteine da frutta e verdura. Si può preparare in anticipo.

Capitolo 6

Barrette, dolci fatti in casa e creme salate

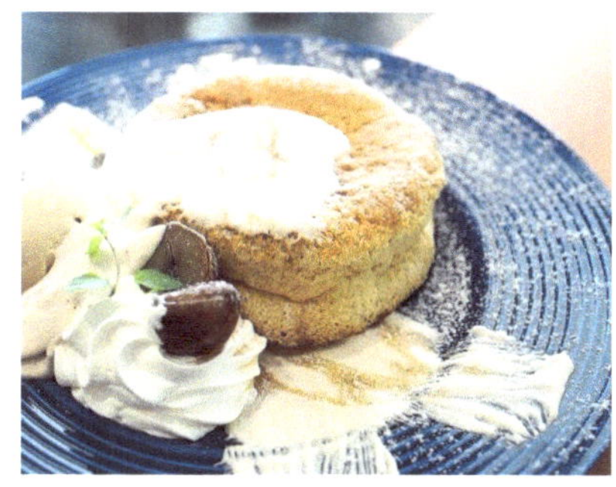

Perché accontentarsi solo di pasti sostitutivi liquidi? Per chi fatica a saziarsi, oltre alle ricette di frullati e smoothies cremosi e ricchi di fibra che avete trovato nel precedente capitolo, vi offro due ricette di dolci al cucchiaio/barrette e due ricette di creme dolci che sostituiscono i pasti sostitutivi, di modo da variare.

Finiamo in bellezza con 3 ricette di zuppe/creme di verdure e creme salate molto semplici da realizzare, ideali per chi non vuole solo un'opzione dolce ma ha bisogno anche del salato. Queste ultime si possono preparare in anticipo e si conservano per 3 giorni in frigo. Sono perfette a pranzo. Nell'ultimo capitolo di ricette vedremo invece **dei pasti ipocalorici veloci** che possono sostituire i pasti sostitutivi in modo efficace, e i miei consigli per acque e tisane detox da usare nella dieta per ottenere maggiori risultati.

CHEESECAKE PROTEICA E DIETETICA AL CACAO

Dosi: Per 10 porzioni di cheesecake proteica
Proprietà: cheesecake proteica adatta come pasto sostitutivo sia a colazione che a pranzo. Facilissima da preparare e ottima anche come pasto *on the go*. Golosa e saziante.

45 gr cacao amaro
500 ml di albume d'uovo pastorizzato
100 gr datteri denocciolati
50 gr arachidi
500 gr di fiocchi di latte (se trovate quelli exquisa allo yogurt sono perfetti e le calorie sono anche minori delle altre marche, tuttavia ho considerato i fiocchi tradizionali)
1 vasetto da 170 gr yogurt fage total 0%
un pizzico di sale
aroma vaniglia a piacere
dolcificante a piacere (io ho usato il sucralosio)

Procedimento: Tenete in ammollo per 3-4 ore i datteri, in acqua tiepida. In un mixer tritate i datteri scolati con il cacao e le arachidi, aggiungete i fiocchi di latte e lo yogurt e frullate molto bene. Solo a questo punto, aggiungete il dolcificante: fate una prova assaggio, i datteri sono comunque sono dolci quindi ne basterà poco. Trasferite la crema in una ciotola e mischiatela con gli albumi precedentemente montati a neve, prendendo una cucchiaiata di albumi per volta. Trasferite il composto in una tortiera di 26 cm di diametro, altrimenti va bene una teglia (si possono poi dividere tipo barrette) e cuocere la cheesecake proteica per circa 40 minuti a 180°.

Fate raffreddare, sformatela e mettetela in frigo.

Si conservano per 4-5 giorni in frigo. Potete anche fare mezza porzione e usarla per le colazioni di 5 giorni. Può essere surgelata avendo l'accortezza di avvolgere le porzioni in pellicola o alluminio.

Valori nutrizionali: 160 calorie per porzione (1/10) con 5,6 grammi di grassi, 9,4 grammi di carboidrati di cui 8,2 netti, 16 gr di proteine.

BARRETTA VEGANA AGLI ATZUKI
Per 5 porzioni di barrette vegane
Ricetta del sito FitnessTreats
Proprietà: un vero e proprio concentrato di fibre, ha un profilo proteico completo grazie al mix di avena e legumi
- *200 gr di fagioli atzuki lessati o fagioli rossi o fagioli neri*
- *100 gr di fiocchi di avena*
- *70 gr di banana*
- *2 cucchiai e mezzo di malto di riso o orzo (o per chi non è vegano, di miele)*
- *1-2 cucchiai di acqua*
- *25 grammi di burro di mandorle o arachidi*
- *cannella di Ceylon una spolverata*

Procedimento: Scola molto bene i fagioli dal barattolo, devono essere belli asciutti. Metti tutti gli ingredienti in un frullatore, poi versa il composto in una piccola teglia da forno che ti permetta di fare cinque pezzi della barretta, foderata di carta forno. Metti in forno a 180° per venti minuti e taglia il composto in 5 barrette quando è completamente freddo.
Valori nutrizionali: 153 calorie per porzione con 4,4 grammi di grassi, 23 grammi di carboidrati di cui 20 netti, 5,6 gr di proteine.

BUDINO PROTEICO FACILISSIMO
Porzione: per una persona, equivale a una coppa grande
Proprietà: saziante, senza lattosio, senza glutine, ideale per chi soffre di pancia gonfia. Ideale come pasto sostitutivo di pranzo o cena, a basso contenuto di grassi.
- *100 ml di albume d'uovo pastorizzato*
- *125 ml di acqua*
- *una banana da 120 grammi molto matura*
- *8 gr di cacao amaro (un cucchiaio raso)*
- *50 gr di ribes o un cucchiaio di lamponi/mirtilli*
- *zenzero o cannella in polvere*
- *un pizzico di stevia o 2-3 gocce di dolcificante*

Procedimento: In un pentolino versate acqua e albume e metteteli a cuocere a fiamma media, mescolando. Spegnete poco prima che il composto, che sarà liquido ma appena cremoso e bianco, inizi a bollire. Fate raffreddare qualche minuto, poi frullare il composto assieme al cacao amaro e alla banana matura, aggiungendo aromi a piacere ed eventualmente il dolcificante. Controllare che risulti liscio e senza grumi. Versatelo in un recipiente capiente se non avete uno stampo, tipo tazzona o coppa (o versatelo in due bicchieri) e tenetelo in frigo per almeno due ore. Servite la coppa di budino con due cucchiai abbondanti di ribes, o in alternativa lamponi rossi, precedentemente mischiati a poca stevia e cannella o zenzero in

polvere.
Valori nutrizionali: 219 calorie, con 2,4 grammi di grassi, 36 grammi di carboidrati con 5 grammi di fibre (30 grammi di carboidrati netti), 14,5 grammi di proteine.

CREMA DI YOGURT LOW CARB
Porzione: per 2 dosi di crema
Proprietà: un dolce a basso indice glicemico, con poche calorie, veloce da preparare, ricco di sali minerali e vitamina A.
- 10 gr di cacao magro
- una confezione di yogurt total fage 0% da 170 grammi
- due fogli di gelatina per dolci (colla di pesce: chi vuole può usare un cucchiaino di agar-agar, ma deve farlo sobbollire a parte nel latte per pochi minuti e poi aggiungere lo yogurt)
- 20 gr di burro di mandorle, nocciole o arachidi biologico
- 100 ml di latte scremato o di soia senza zuccheri aggiunti
- un cucchiaino raso di Truvia o altro tipo di dolcificante o stevia
- due-tre gocce di aroma di rhum o vaniglia o cannella in polvere
- 100 gr di zucca o 50 gr di patata dolce a pasta arancione (peso da crudo, poi lessata a parte)

Procedimento: In un pentolino far riscaldare lo yogurt con il latte ma senza portare a ebollizione. Aggiungere il cucchiaio di burro d'arachidi qualche secondo prima di spegnere la fiamma. Spegnere e aggiungere i due fogli di gelatina precedentemente messi in acqua fredda e strizzati. Mescolare bene per disciogliere la gelatina. Unire la purea di zucca o di patata dolce e mescolare molto bene per evitare grumi (potete usare un mixer o un minipimer). Aggiungere la stevia e le gocce di aroma scelto, far raffreddare completamente e versare il composto in due coppette da dessert. Mettere le coppette in frigo per 3-4 ore, spoverizzare la superficie di cacao amaro e servire.
Valori nutrizionali (per la ricetta con la zucca): 163, con 6.7 grammi di grassi, 10,2 grammi di carboidrati di cui 1,5 di fibre, 14.4 grammi di proteine. P**er la ricetta con la patata dolce** le calorie sono 170 a porzione, con 12 grammi di carboidrati e 2 di fibre, il resto invariato.

CREMA DI POMODORO E ZUCCA

Dose: per una porzione

Proprietà: antigonfiore, ricco di vitamina A vegetale e vitamina C, anti-ritenzione e antiossidante. Si può fare anche in versione vegana con il latte di soia. Si può fare in anticipo e per più dosi: si conserva in frigo per 3-4 giorni. Bilanciato ed efficace.
- *100 gr di zucca (peso da crudo)*
- *100 gr di pomodori maturi (peso da crudo)*
- *50 gr di peperone rosso o giallo*
- *mezzo spicchio di aglio*
- *5 gr di olio di oliva extravergine (un cucchiaino raso, non colmo)*
- *300 ml di latte scremato o di soia (senza zuccheri aggiunti)*
- *300 ml di acqua circa*
- *un pizzico di curcuma in polvere e un pizzico di pepe*
- *sale quanto basta*
- *prezzemolo crudo*

Procedimento: tagliate la verdura a pezzi piccoli (potete anche frullarla) a parte l'aglio e il prezzemolo. Trasferite il composto in una casseruola o in un pentolino con una tazza di acqua e le spezie più l'aglio. Fate cuocere a fiamma molto bassa, con il coperchio, finché le verdure non saranno morbide (circa 12 minuti). Versate il composto in un frullatore (o se avete un minipimer, frullatelo direttamente nel pentolino), aggiungete il latte scremato o di soia, trasferitelo di nuovo nel pentolino e riportate a bollitura a fiamma bassa: spegnete poco prima che la crema bolla. Aggiungete il cucchiaino raso di olio e il prezzemolo tritato e servite subito.

Valori nutrizionali: 203 calorie, con 5,7 grammi di grassi, 28,4 di carboidrati di cui 2,7 di fibre, 12 grammi di proteine.

ZUPPA DI PISELLI LIGHT

Dose: per 4 porzioni

Proprietà: antigonfiore e drenante, bilanciata, ricca di potassio e depurativa grazie al mix di ortaggi selezionati. Buona sia tiepida che calda e a basso contenuto di grassi. Si può fare anche in versione vegan.
- *200 gr di sedano a pezzetti*
- *150 gr di patata o patata dolce a tocchetti piccoli*
- *300 grammi di finocchi*
- *200 gr di cipolle ramate o bianche*
- *500 ml di latte di soia senza zuccheri e light o latte scremato*
- *300 gr di piselli surgelati*
- *un cucchiaino di olio*
- *prezzemolo, sale, pepe e noce moscata secondo i gusti*

Procedimento: stufare sedano, patata a tocchetti piccoli, cipolle, piselli e finocchi in un cucchiaino di olio e tre cucchiai di acqua, in una padella con il coperchio e a fiamma bassa per circa 30 minuti. Quando le verdure e i piselli sono abbastanza cotti, aggiungere il latte,

portare a ebollizione, abbassate subito la fiamma e fare sobbollire il tutto per altri 10 minuti senza coperchio. Aggiustate il composto con il sale e le spezie, aggiungete il prezzemolo tritato e con un minipimer frullate la crema di verdure e servitela subito.
Valori nutrizionali a porzione: 206, con 3 grammi circa di grassi, 36 di carboidrati di cui 7 di fibre, 10,4 grammi di proteine.

CREMA FREDDA SUPERVELOCE
Dose: per una porzione
Proprietà: questa ricetta è una delle mie preferite come cena o pranzo dell'ultimo minuto. La faccio in entrambe le varianti, sia normale che vegan. Ha il vantaggio di essere molto saziante oltre che velocissima!
-200 gr di fiocchi di latte allo yogurt (o in alternativa 135 gr di ceci lessi scolati più il succo di mezzo limone)
- 100 gr di carote
- una manciata di foglie di menta fresche o secche (o in alternativa prezzemolo)
- 250 gr di cetriolo
- un pizzico di paprika o pepe
- sale un pizzico
- un pezzetto di cipolla rossa di Tropea (facoltativo)

Procedimento: sbucciate il cetriolo (o i cetrioli), tagliateli a spicchi lunghi, e teneteli da parte. In un frullatore, frullate i fiocchi di latte (o i ceci ben scolati con il succo di limone) assieme alla carota, alle erbe, alle spezie, al sale e alla cipolla. Spegnete il frullatore non appena la crema di condensa, circa una decina di secondi ed è pronta. Servite subito con le fette di cetrioli o con 100 gr di finocchio che spalmerete di crema.
Valori nutrizionali: *209 calorie (230 nella versione vegan), 2.4 grammi di grassi, 22 grammi di carboidrati di cui 4.6 di fibre, 25.6 grammi di proteine (la metà nella versione vegan)*

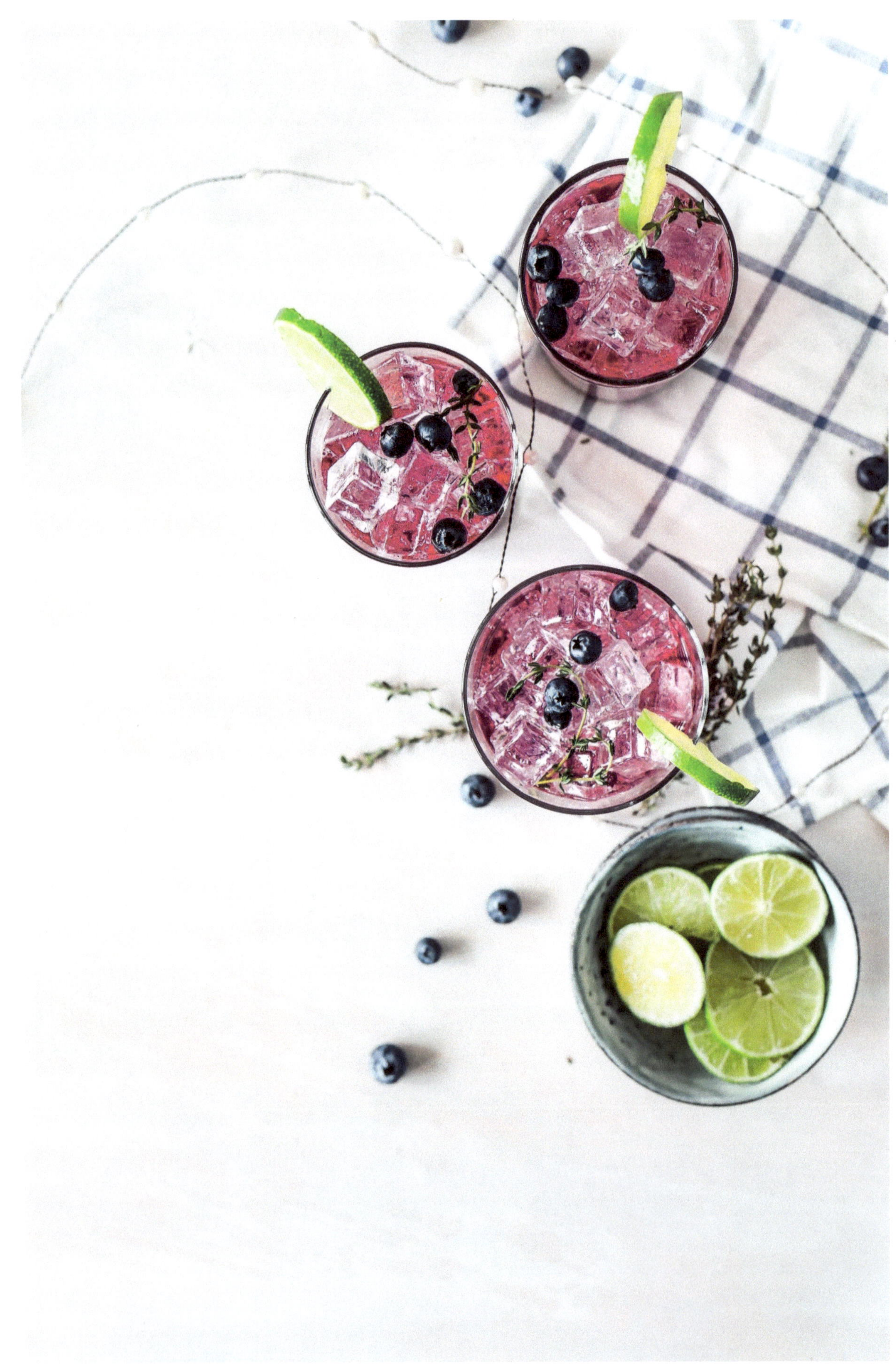

Capitolo 7

Pasti salati ipocalorici e sostitutivi

Mettiamo il caso che un bel giorno al posto di bere uno smoothie o farti una crema di verdure tu senta la necessità di mettere qualcosa sotto i denti: forse non lo sai, **ma la masticazione è un processo importante** e non solo perché dalla bocca avviene la prima digestione, grazie alla riduzione del cibo in poltiglia che attiva degli speciali enzimi presenti nella saliva, permettendo poi al nostro intestino di assorbire meglio i nutrienti. Masticare non è importante solo per questo: attraverso la masticazione, si invia il primo segnale di sazietà al cervello. **Gli stiamo cioè comunicando che ci stiamo nutrendo, che stiamo effettivamente mangiando**. Si è anche visto in alcuni studi che la croccantezza dei cibi contribuisce maggiormente al senso di sazietà. Per questo motivo, anche se in questo libro parliamo di pasti sostitutivi, mi preme dedicare un capitolo a delle ricette ipocaloriche sotto le 200 calorie che potrai usare come alternativa. In questo modo non sentirai l'obbligo di usare un pasto libero o una barretta per dimagrire con successo, ma potrai variare. Tutte le dosi sono per una persona.

INSALATA DI SALMONE E FINOCCHIO (180 calorie)
150 grammi di finocchi (in alternativa 250 gr di cetrioli) tagliati sottilmente o tritati nel mixer, un uovo sodo di media grandezza a spicchi, 50 grammi di salmone affumicato scozzese tagliato a strisce, succo di mezzo limone o poco aceto di mele, pepe, sale, mezzo cucchiaino di senape. Mischia tutti gli ingredienti ed è pronta.

INSALATA DI CAVOLO ROSSO (185 calorie)
150 gr di cavolo rosso tagliato a strisce sottili, o in alternativa del radicchio, 50 gr di ceci o fagioli di spagna già lessati e ben scolati, 50 gr di cipolla di Tropea tagliata finemente, un uovo sodo o in alternativa 25 gr di feta sbriciolata, aceto di mele, sale e pepe per condire. Mischia tutti gli ingredienti ed è pronta.

COUS COUS DI PLATANO O CAVOLFIORE (200 calorie)
Lessate 90 gr di platano verde a pezzi grossi o 300 gr di cavolfiore: per il platano ci vorranno circa 20 minuti, per il cavolfiore circa 15. Non devono spappolarsi. Scolateli molto bene, asciugandoli poi con un po' di carta assorbente. Una volta freddi e asciutti, mettetele platano o cavolfiore in un tritatutto e azionate fino a ottenere un composto tritato che dia l'idea di un cous-cous. In un padellino scottate 70 grammi di tofu naturale tagliato a dadini, per un paio di minuti per lato. Unite il cous cous di platano con il tofu (o in alternativa 80 gr di petto di pollo sgrassato, cucinato ovviamente qualche minuto di più). Aggiungete succo di limone, mezzo pomodoro a tocchetti, abbondante origano, sale, pepe e mischiate il tutto. Servite subito.

INSALATA TIEPIDA DI GERMOGLI E CECI (180 calorie)

Saltate in padella 200 gr di germogli di soia scolati o di fagioli mungo in un cucchiaino raso di olio di oliva o di cocco. Aggiungete 100 grammi di ceci già lessati, un pizzico di paprika o peperoncino, sale. Trasferite nel piatto e condite con un cucchiaino di aceto di mele o succo di limone. Servite subito.

SHIRATAKI VEGAN (200 calorie)

Saltate in padella 200 gr di germogli di soia o fagioli mungo oppure zucchine grattuggiate oppure 150 gr di funghi prataioli in un cucchiaino raso di olio di oliva e poca salsa di soia, aggiungete 50 gr di tofu al naturale tagliato a cubetti, un poco di pepe o curry in polvere e fate cuocere un minuto. Conditeci una porzione di spaghetti shirataki (circa 160 gr, peso idratato).

SPUMA DI PROSCIUTTO O TONNO E PATATE (210 calorie)

Frullate 60 gr di prosciutto cotto sgrassato o in alternativa una scatola grande (116 gr) di tonno al naturale con con 90 grammi di una patata pesata da crudo e poi precedentemente bollita, salate, pepate, e aggiungete noce moscata (per il prosciutto) o prezzemolo (per la spuma di tonno). Modellate la spuma in due pirottini, fate raffreddare in frigo un'ora e sformateli su un piatto, accompagnandoli a 50 gr di pomodori (circa due o tre pachino) o a 100 grammi di cetrioli a spicchi.

CREMA DI YOGURT GRECO E RUCOLA (200 calorie)

Prendete una confezione di yogurt greco scremato naturale da 170 gr (Fage) o delattosato (Zymil) e frullatelo con una manciata di rucola (circa 40 gr) e poco prezzemolo, sale, pepe o paprika. Accompagnatelo a 3 gallette di riso o mais o una fetta di pane di segale tostata e tagliata in due metà o 3 fette wasa integrali light (pacco blu).

OMELETTE DI ALBUMI AL FORMAGGIO (188 calorie)

Sbattete in una ciotola 150 grammi di albume d'uovo pastorizzato con un pizzico di sale e un pizzico di pepe, più un cucchiaino raso di grana grattugiato o pecorino. Scaldate un cucchiaino raso di olio di oliva in una padella antiaderente, versate il composto e aggiungete una manciata di spinaci crudi (circa 50 grammi) o in alternativa del peperone rosso a dadini. Fate cuocere bene, coprendo con un coperchio, per pochi minuti. Togliete il coperchio e ripiegate l'omelette in due, continuate la cottura senza coperchio per due minuti per lato. Servite calda.

PIZZETTA IN PADELLA DI GRANO SARACENO (190 calorie)

Mischiate 25 grammi di farina di grano saraceno con un cucchiaio di yogurt naturale magro, un cucchiaio di acqua tiepida, 100 gr di albume d'uovo (o in alternativa un uovo medio. In questo caso le calorie sono 208) e un pizzico di bicarbonato. Versate il composto in una padella antiaderente, aiutandovi con una spatola per distribuirlo meglio. Fate cuocere da entrambi i lati. Abbassate la fiamma, condite la parte superiore con un cucchiaio raso di salsa di pomodoro, 60 gr di funghi prataioli a fettine, sale, pepe, un cucchiaio di grana o pecorino (10 grammi), un pizzico di origano. Coprite con il coperchio e fate cuocere per 2 minuti. Servite subito.

 PIZZA AL FORNO LOW CARB E LIGHT (223 calorie)
Montate 110 gli albumi a neve con un pizzico di sale e incorporateli poco per volta a 25 grammi di farina di riso, o avena o grano saraceno o di frumento. Stendete a cucchiaiate il composto in una teglia antiaderente e cuocete a 200° per 10 minuti. Rtiratela dal forno, cospargeleta con 100 gr di pomodori pachino mischiati a un cucchiaio (25 gr) di ricotta light, un cucchiaio di grana grattuggiato, origano, sale e pepe e mettetela in forno per altri 8-10 minuti.

Capitolo 8

Acque detox e mineralizzanti: tre ricette imbattibili

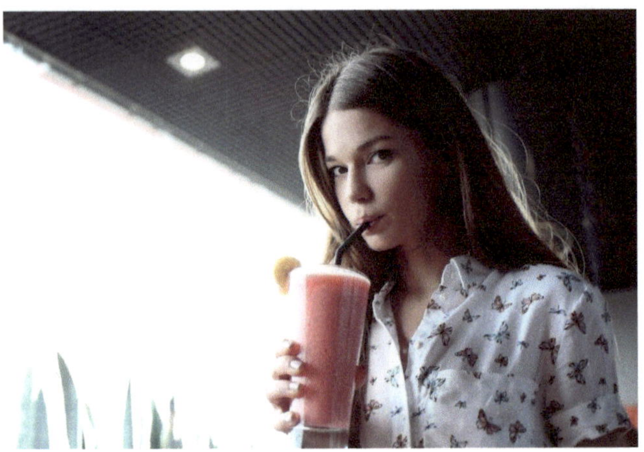

Le acque detox sono delle ricette infallibili per ridurre la ritenzione idrica e il gonfiore di pancia, grazie all'infusione di vegetali, spezie, agrumi ed erbe aromatiche che rilasciano minerali e antiossidanti nell'acqua.

Il gusto è gradevole ed è molto più facile bere acqua in questo modo, garantendo un'idratazione ottimale dell'organismo proprio grazie alla presenza dei sali minerali. L'ideale è preparare la caraffa di acqua detox la sera prima per il giorno dopo.

In questo ultimo capitolo vediamo tre ricette che uso spesso e che trovo infallibili! Le calorie sono minime, intorno alle 20 in tutto.

ACQUA SASSY (ricetta della nutrizionista Cynthia Sass)
Proprietà: sgonfiante e diuretica
In due litri di acqua oligominerale a basso residuo fisso grattugiate un cucchiaino di zenzero fresco, poi aggiungete delle fette di un cetriolo medio privato della bucia, delle fette di un limone biologico con la buccia e dodici foglie di menta fresca. Volendo un gusto più forte potete lasciarci anche un pezzo di radice di zenzero e mezza costa di sedano ben pulito. Le fettine dei vegetali devono essere sottili abbastanza da macerarsi a lungo nell'acqua. Potete tenere l'acqua in una caraffa, e poi berla filtrandola nel bicchiere, di modo da lasciare gli ingredienti in macerazione per tutto il tempo.

ACQUA AI SEMI DI CUMINO
Proprietà: ipoglicemizzante, bruciagrassi, detossinante
In un litro di acqua da preparare la sera prima, mettiamo due cucchiai di semi di cumino e due-tre fette di limone biologico con la buccia. Aggiungiamo un cucchiaino raso di miele, malto di riso o sciroppo di agave e lasciamo riposare l'acqua tutta la notte (o almeno otto ore). Si può personalizzare con zenzero fresco, una stecca di cannella di Ceylon biologica e foglie di menta, ma funziona egregiamente anche nella ricetta base.
L'acqua va bevuta il giorno dopo, nelle dosi di un bicchiere colmo (300 ml) prima dei pasti.

ACQUA "SWIMSUIT" DEL DOTTOR OZ
Proprietà: ipoglicemizzante, antingonfiore, digestiva, aiuta la regolarità
In un litro di acqua oligominerale a basso residuo fisso, aggiungiamo

il succo di un lime, oppure di un limone biologico, di un cedro o di un bergamotto,
mezzo cucchiaino di cannella di Ceylon in polvere o una stecca intera,
250 gr di fragole ben mature o in alternativa di ribes/lamponi rossi/mirtilli. D'inverno funziona
egregiamente con una mela Fuji comprensiva della buccia al posto dei frutti rossi. Lasciate il
tutto in infusione per otto ore o una notte.

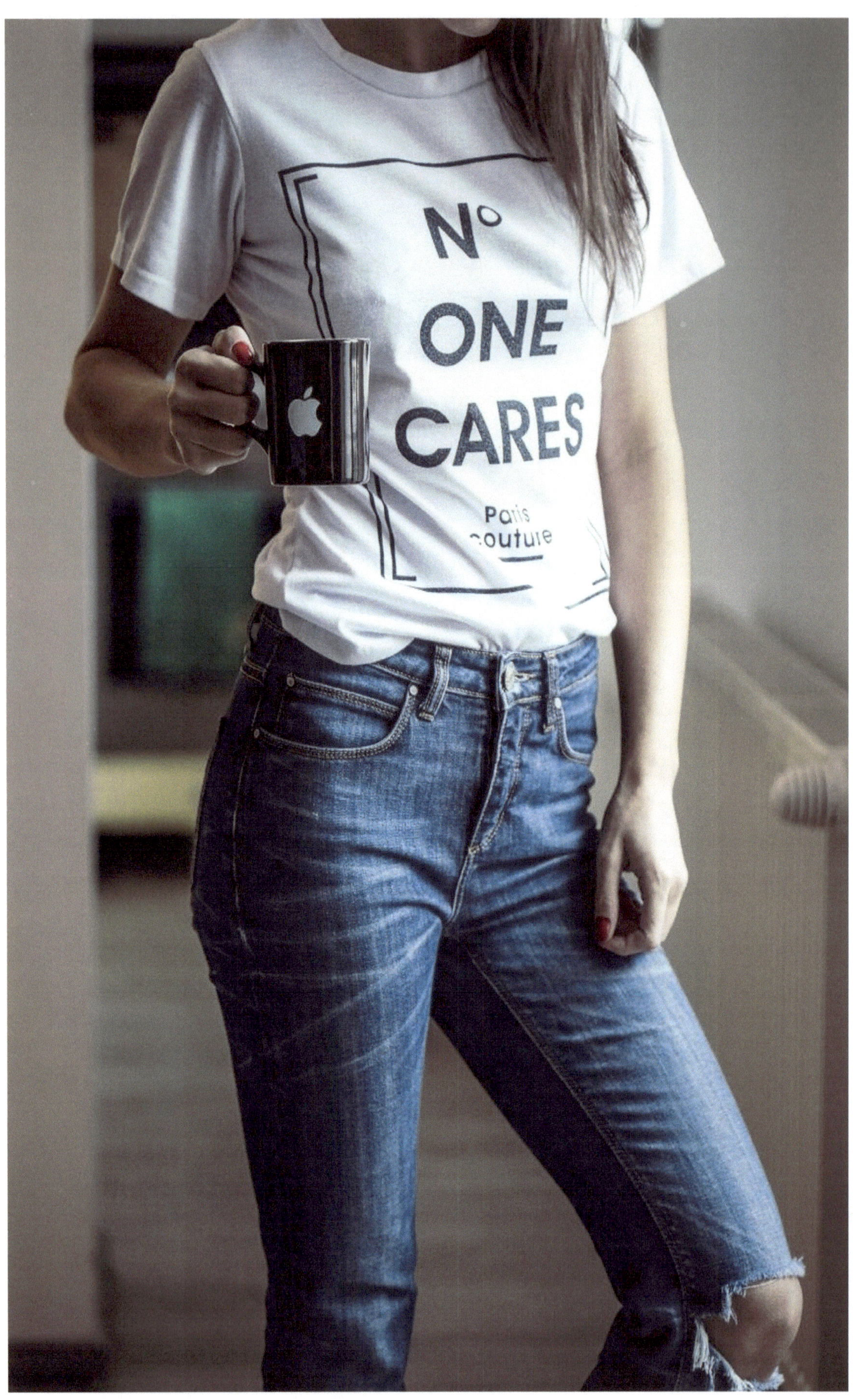
N°
ONE
CARES
Paris
couture

Capitolo 9

L'attività fisica per dimagrire

Dedico un piccolo capitolo all'attività fisica: spesso, diciamolo, sottovalutata, tranne in prossimità dell'estate o a gennaio, i periodi che consideriamo di "redenzione": da una parte vogliamo essere in forma per la prova costume, i vestiti leggeri e la spiaggia, dall'altra ci sentiamo in colpa (e ci vediamo ingrassati) dopo le feste. Eppure, la maggior parte delle persone che si iscrive in palestra tende ad abbandonarla entro i primi tre mesi. Alla base di questo abbandono ci sono molti motivi, ma due sono quelli più assidui: da una parte manca il tempo, per cui la palestra si sostituisce al poco svago che una persona con un lavoro di otto ore al giorno può concedersi durante la settimana. Il secondo motivo è la mancanza di risultati rispetto alle aspettative al momento dell'iscrizione. Ci si vuole vedere magri e in forma. Ma spesso si è vittime di errori e luoghi comuni sull'allenamento: le donne evitano ancora di fare pesi, convinte che sollevare un bilanciere le trasformerà in un concentrato poco avvenente di muscoli, spaventate all'idea di gonfiarsi come palloni, quando si vorrebbero più snelle e sottili. E così si incappa nel secondo errore: al posto di lavorare sulla massa magra, che le renderebbe davvero più snelle, e che aumenterebbe il loro metabolismo, finiscono per fare molta attività cardiovascolare e aerobica. Con il risultato che la bilancia non cala comunque. E allora? E allora si abbandona.

Un grosso errore: se ci alleniamo nel modo giusto potremmo non solo perdere peso, ma perdere più facilmente massa grassa e conservare quella magra. E si potrebbe ottenere questo risultato anche allenandosi a casa o in poco tempo. A chi vuole provare, consiglio l'attività ad alta intensità HIIT: un tipo di attività che è alla base di molte tendenze fitness degli ultimi anni, dai programmi di Kayla Itsines fino a quelli di coach e personal trainer che convidono su youtube alcuni brevi allenamenti. L'HIIT va sempre provato per gradi, ma permette di allenarsi anche solo a corpo libero in poco tempo: i circuiti non prendono più di 15 o 20 minuti, mezzora se contiamo il riscaldamento. E per avere risultati concreti non occorre neanche farli tutti i giorni, ma due o tre volte a settimana.
Si migliora la capacità cardiovascolare, ci si allena e si aumenta il metabolismo.

Ma come si fa questo HIIT?
Si tratta di un insieme di esercizi che vanno svolti in velocità, senza pause tra uno e l'altro o con pause di pochi secondi. Se ne fanno dai 3 ai 5 per circuito, poi si fa una pausa più lunga (da un minuto a due o tre minuti) e si riprende, per un totale di 3 o 4 circuiti da pochi minuti in tutto.
Gli esercizi ideali sono i cosiddetti esercizi multiarticolari, ovvero quelli che ci permettono di allenare più muscoli contemporaneamente: squat, affondi, piegamenti, esercizi con sali come i jumping jacks o i burpees. Si possono usare ovviamente anche dei pesi.
Per saperne di più vi invito a guardare su youtube alcuni allenamenti e provarci. Inizialmente è meglio procedere con calma, scegliendo esercizi a basso impatto come la corsa con ginocchia alzate o i jumping jacks, e poi diversificare di settimana in settimana.
Tra le mie fonti di ispirazione, gli allenamenti dei coach Dave Gamba, Fabio Inka di Impacto Training, di Joe Wicks "The Body Coach" o Fitness Blender. Esistono anche soluzioni di allenamento fusion, come lo Yoga Hiit di Sadie Nardini o la Dance Hiit di Dance Fitness with

Jessica che consiste in una specie di Zumba ad alta intensità, o gli allenamenti Hiit per principianti di Pahla Bowers. Sono tutti su youtube e consentono a chi non se la sente di andare in palestra di allenarsi comunque, in poco tempo e con risultati immediati. Non fraintendetemi: se scegliete di andare in palestra avete tutto il mio incoraggiamento, dato che è quello che faccio anche io. E faccio pesi ormai da anni, cosa che mi ha consentito di mangiare di più ed essere anche più magra di un tempo! Ma pratico lo stesso l'HIIT dalle due alle tre volte a settimana quando non mi alleno. Se penso che un tempo passavo ore a fare cyclette, tapis roulant o stepper quando anche con queste macchine adesso mi alleno in cinque minuti, direi che per me l'allenamento in questi anni è stato un grosso passo in avanti, ha migliorato la mia vita e la mia salute, e soprattutto mi ha permesso di rimanere in forma pur avendo una vita impegnata.
A volte non mollare significa questo: impegnarsi per capire cosa funziona per noi, provare un po' tutto, vedere come e se migliora il nostro stile di vita e riuscire ad avere risultati senza rinunciare al tempo libero e senza stress. Si può fare, credetemi!

Capitolo 10

Il piano di mantenimento.

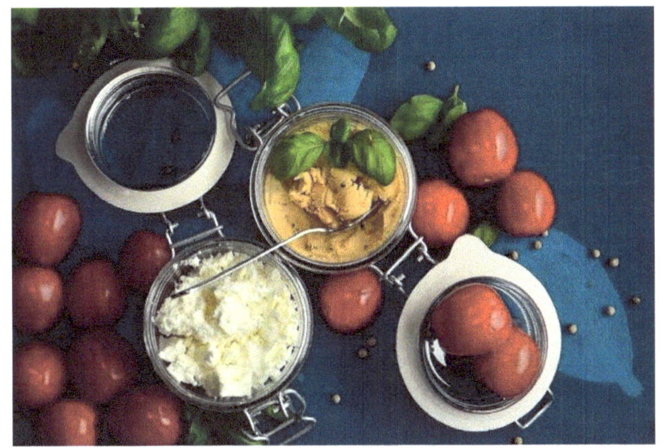

Eccoci qua. Adesso sappiamo come dimagrire, come prepararci dei pasti sostitutivi o dei piatti ipocalorici, come rimetterci in carreggiata ogni volta che sgarriamo, dopo le feste o dopo le vacanze. **Ma come tornare ad alimentarsi in modo sano senza riprendere peso?**
Se abbiamo usato i pasti sostitutivi, la prima cosa da fare è sostituirli (pare uno scioglilingua!) con dei pasti sani e tradizionali. Dopodiché **dovremo incrementare poco per volta le calorie**, continuando a fare attività fisica per mantenere i risultati (o iniziando a farla), fino a ottenere le calorie giuste per noi, quel range che non ci fa dimagrire più ma neanche ingrassare. Una volta che abbiamo perso peso, la cosa migliore è ripetere i calcoli che abbiamo visto all'inizio del libro, adattandoli al nuovo peso raggiunto. Con ogni probabilità, le calorie di mantenimento saranno di cento o centocinquanta al di sotto del primo risultato. Se quindi prima mangiavamo per duemila calorie, forse ora mangeremo per mille e ottocento calorie. Le donne dopo i cinquant'anni potrebbero avere un quantitativo giornaliero minore, attorno alle mille e cinquecento calorie o mille e seicento calorie. Dalla nostra dieta dobbiamo poco per volta raggiungere questo numero.
Come farlo?

Innanzitutto sostituendo i pasti sostitutivi con degli alimenti tradizionali, ma mantenendo più o meno la stessa quota calorica.

Per colazione, duecento calorie circa corrisponderanno a:
- 200 ml di latte scremato o latte vegetale senza zuccheri aggiunti, caffè o tè con un cucchiaino di zucchero o miele, 100 grammi di frutta come mela, pera o pesca o due fette biscottate o due gallette di riso, 100 grammi di yogurt greco scremato, oppure

- caffè o tè senza zucchero, 30 grammi di fiocchi di avena, 150/170 grammi di yogurt greco scremato, oppure

- caffè o tè senza zucchero, due uova in omelette, 100 gr di frutta in pezzi del tipo poco zuccherino.

Per pranzo, duecento calorie circa corrisponderanno a:
- 40 grammi di pasta o riso o cereali integrali con un cucchiaino raso di olio e 100 grammi circa di verdure a scelta, oppure

- 100 grammi di legumi da lessi con 200 grammi di verdure a scelta e un cucchiaino di olio.

Una volta provate queste sostituzioni per una settimana, **aumentiamo di 100 calorie a settimana il nostro piano alimentare**, di preferenza con un alimento che ci aiuti a bilanciare i pasti, partendo dal pranzo:
- aggiungiamo 10 grammi in più di pasta, pane o riso e 20 grammi di formaggio stagionato o un uovo al pranzo nel primo esempio.
- aggiungiamo tre gallette di riso o 25 grammi di pane circa al secondo esempio.

La settimana successiva aggiungiamo altre cento calorie sempre a pranzo, distribuite tra proteine e carboidrati perché risulti bilanciato e non scompensato glicemicamente. Ecco qualche esempio.

Pranzo da 400 calorie:
- 60 grammi di pasta o riso o cereali integrali con: 50 grammi di tonno al naturale/pollo/ricotta light oppure 50 grammi di legumi lessi più 150 grammi di verdure e un cucchiaino di olio.

La settimana successiva, possiamo aggiungere un piccolo frutto da 100 grammi e qualcosa in più a colazione, per esempio 10 grammi di fiocchi di avena in più o 50 grammi di frutta in più.

Una cosa importante: può darsi che nel passaggio dal piano dietetico dimagrante a quello di mantenimento il peso oscillerà di un chiletto o di mezzo chilo. Lo ritengo assolutamente normale. Potete anche prendervi più tempo per alzare le calorie, per esempio fare non una ma due settimane con 100 calorie in più e poi aumentare a partire dalla terza settimana. Più carboidrati portano a una passeggera ritenzione idrica, e in generale dobbiamo dare tempo al nostro metabolismo di assestarsi. Non guardatevi indietro: inutile spaventarsi o pensare che la dieta non abbia funzionato.

Il metabolismo si assesterà al piano di mantenimento poco per volta, e questo può richiedere anche un mesetto. Ma se abbiamo fatto tutto nel modo giusto, sarebbe un grosso errore rimettersi a dieta convinti di stare ingrassando! **Il piano di mantenimento manda nel panico moltissime persone**, ma non possiamo stare tutto il tempo a dieta per paura di ingrassare di nuovo. Dobbiamo concedere un po' di tempo al nostro corpo, tutto qua, e privilegiare il movimento per aiutarci a costruire un metabolismo sano e funzionante.

Un messaggio per te!

Ora che questo viaggio è terminato, spero che tu sia diventato più indipendente e abbia imparato come regolarti con i pasti. Ci saranno ovviamente i giorni in cui sarai invitato a cena, a mangiare una pizza, a fare un viaggio in compagnia in cui non potrai pesare tutto: la vita è anche questo, non ossessionarsi con il proprio aspetto fisico ma imparare a lasciarsi andare ogni tanto. Adesso che sai come dimagrire, nulla ti vieta di fare due o tre giorni di dieta "correttiva" quando sgarri troppo, ricorrendo ai minipasti ipocalorici o ai pasti sostitutivi per compensare le calorie in eccesso. Ma spero di averti dato uno strumento in più che ti consenta di impostare da solo un piano senza sentirti schiavo del marketing, di prodotti e di programmi dietetici aggressivi. Spero anche di averti dato qualche spunto di attività fisica per avere uno stile di vita migliore senza rinunciare al tempo che ami.

Il resto? Dipende da te. Le persone che dimagriscono e rimangono magre nella vita non sono più speciali degli altri, ma solo determinate. E spesso non cadono vittima di metodi estremi perché sanno ormai riconoscere le trappole dagli atteggiamenti di buon senso. Sono pazienti e fiduciosi nei riguardi del loro corpo, e sanno che impegnandosi i risultati arrivano, e che si possono soprattutto mantenere con un pizzico di buona volontà!

Un ulteriore consiglio per mantenerti in forma:
- capita a tutti di sgarrare: non pensare che lo sgarro sia la fine del tuo percorso dietetico o di mantenimento. Puoi compensare con un pasto light, ma non mandare tutto all'aria. Se hai mangiato troppo a un pasto, limitati a quello successivo. Non trasformare il pranzo eccessivo in un giorno in cui ti abbuffi dalla mattina alla sera per poi pensare che dal giorno dopo tornerai a regolarti. Una giornata o due libere possono essere normali nelle feste, ma per l'invito in pizzeria o la domenica a pranzo dai suoceri, compensa nel resto della giornata. Se fai invece uno strappo alla regola, non affliggerti e non pensare di avere compromesso i risultati. Se sei in vacanza, fai una settimana di pasti sostitutivi secondo il piano per tornare in forma subito dopo, ma evita periodi lunghi di dieta sregolata con settimane di pasti sostitutivi. Cerca di trovare un equilibrio per il bene del tuo metabolismo e della tua salute.

About...

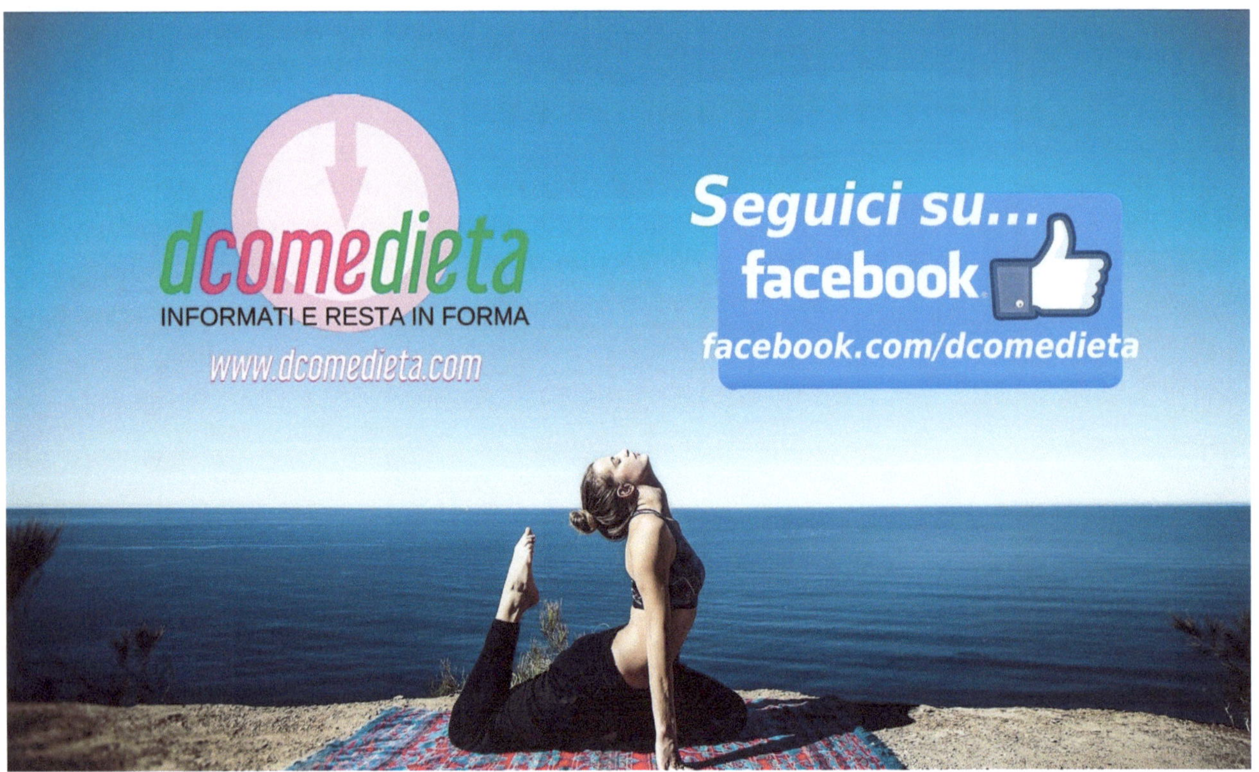

Dcomedieta.com è un sito di notizie sulle diete: offre una rassegna stampa giornaliera sui principali studi in tema di dimagrimento, benessere, alimentazione e salute, nonché degli articoli con i piani dimagranti di nutrizionisti, dietologi e personal trainer, consigli di allenamento e qualche ricetta. A gestirlo e a rispondere è una esperta di bionutrizione e ricercatrice indipendente che legge ben sei libri di alimentazione a settimana, ma non è un medico, e un programmatore esperto per il sito.

Non siamo: una testata con tanti autori, un centro medico, non vendiamo programmi di dimagrimento, prodotti o diete su misura. Siamo persone appassionate che hanno lavorato per medici e professionisti in campo alimentare ma anche sportivo e bioetico, ma manteniamo una linea indipendente.

Il nostro sito è www.dcomedieta.com. Puoi anche trovarci su facebook, youtube e instagram! Se vuoi scriverci, metti un like alla pagina facebook di Dcomedieta e poi mandaci un messaggio in privato. Cercheremo di aiutarti gratuitamente e di trovarti indirizzi e recapiti di medici e centri competenti, o di rispondere alle tue curiosità in tema di dieta, fitness e alimentazione.

www.ingramcontent.com/pod-product-compliance
Lightning Source LLC
Chambersburg PA
CBHW040049240726
48664CB00004B/1120